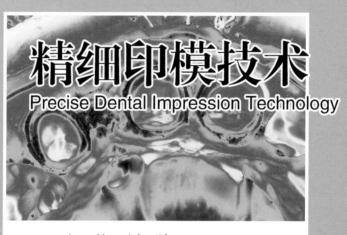

精细印模技术

Precise Dental Impression Technology

主　编　刘　峰

编　者　(以姓氏笔画为序)

师晓蕊　刘峰　李　祎

杨亚东　邸　萍　徐明明

人民卫生出版社

图书在版编目（CIP）数据

精细印模技术/刘峰主编. —北京：人民卫生
出版社，2013
口腔美学修复实用教程
ISBN 978-7-117-18066-5

Ⅰ.①精… Ⅱ.①刘… Ⅲ.①牙-修复术-教材
Ⅳ.①R783.3

中国版本图书馆 CIP 数据核字（2013）第 219481 号

| 人卫社官网 | www. pmph. com | 出版物查询，在线购书 |
| 人卫医学网 | www. ipmph. com | 医学考试辅导，医学数据库服务，医学教育资源，大众健康资讯 |

精细印模技术

主　　编：刘　峰
出版发行：人民卫生出版社（中继线 010-59780011）
地　　址：北京市朝阳区潘家园南里 19 号
邮　　编：100021
E - mail：pmph @ pmph. com
购书热线：010-59787592　010-59787584　010-65264830
印　　刷：北京盛通印刷股份有限公司
经　　销：新华书店
开　　本：710×1000　1/16　　印张：7
字　　数：126 千字
版　　次：2013 年 11 月第 1 版　2023 年 6 月第 1 版第 9 次印刷
标准书号：ISBN 978-7-117-18066-5/R · 18067
定　　价：49.00 元

打击盗版举报电话：**010-59787491　E-mail：WQ @ pmph. com**
（凡属印装质量问题请与本社市场营销中心联系退换）

主 编 简 介

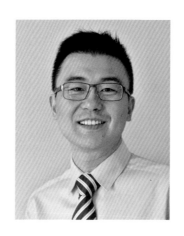

　　刘峰,副主任医师,北京大学口腔医院门诊部副主任、门诊部培训中心主任、综合科主任,北京大学口腔医院教学质量管理委员会委员,中国整形美容协会口腔整形美容分会委员,中华医学会医学美学与美容分会青年委员,美国美容牙医学会(AACD)会员,国际计算机牙科学会(ISCD)认证国际培训师,专业方向为口腔美容修复、种植修复、CAD/CAM 修复、口腔色彩学、口腔临床摄影等方面。先后主编主译出版《口腔数码摄影》、《口腔美学修复临床实战》、《口腔美学比色》、《美从牙开始》、《美容口腔医学》、《口腔数码摄影(第 2 版)》、《纤维桩修复技术》、《美学修复牙体预备》等专业著作和教材,在核心期刊发表专业论著、讲座 40 余篇,担任《中华口腔医学杂志》、《口腔颌面修复学杂志》等多种学术期刊的编委、审稿专家,参与多项国家重大科研项目和国际多中心合作项目。

致一项终将成为历史的技术

——作者自序

《美学修复牙体预备》出版的同时,就在酝酿下一本,按照修复工作的流程,很自然地,就想到了排龈和印模。

精细印模技术,是美学修复中非常重要的步骤。没有完善的排龈,没有非常准确、非常精确的印模,就不能灌制真实反映口腔内情况的模型,精密的美学修复体就无从谈起。在临床工作和教学中,检查印模都是一个非常重要的环节。在我们的很多实战类继续教育课程中,精细印模技术一直占据着非常重要的位置。从理论授课,到手把手的操作指导,每次都占用不少课时。

精细印模技术的历史很悠久,各种材料设备也都在不断进步。应用好的印模材料,采用适合的印模技术,可以方便于临床医师制取印模,提高印模的质量,利于高水准修复体的制作,同时改善患者的感受。

日复一日,年复一年制取印模的同时,我也在思考。

精细印模技术今后的发展方向是什么?

三十年前,人们传递信息需要手写信件;二十年前,人们可以方便地使用电话和 BP 机;十五年前,很多人开始用上了手机;十年前,电子邮件开始成为通讯的首选;五年前,短信成为最便捷的沟通方式;现在,微博、微信火得一塌糊涂;那么今后呢?

美学修复数字化的脚步越来愈快。以往的很多年,数字化在口腔医学领域中的应用就像是运动会前的热身,很多专家做了很多工作,虽然还没有看到非常多的成绩,但这项工作的准备工作已经做好,身体已经微微发热。

我们看到,美学修复数字化的大队人马已经站在起跑线上了,很快就将表现出难以预料的加速度。

一个著名牙科材料公司的大佬曾经问我:"在未来,我们的印模材料的最大竞争对手是谁?"

我回答:"Digital impression,数字印模。"

时代的车轮滚滚而来,谁也难以阻挡。

数字印模带来的便利性、舒适性、快捷性以及准确性,是传统精细印模技术不能比拟的。

数字印模和传统印模之间的关系,类似于数码相机和胶片相机。

数码相机出现的早期,存在很多问题,并不成熟,在很长一段时间里都不能被广泛接受。在其产生之后将近三十年,进入 21 世纪以后,才获得了一定的认可。即使是那时,很多人也觉得数码相机不过就是传统相机数码化了而已,只是载体不一样,并没有感觉到这其实是一种革命性的变化。

随着更多的专业人士接受数码相机,因数码带来的优势被迅速挖掘出来,于是,数码相机迅速井喷,传统相机迅速萎缩。如今,只有高端的"专业人士"还会继续把玩胶片相机,数码相机则成为绝大部分人的选择。

数字印模产生较数码相机晚了大约十年,按照数码相机的发展规律,数字印模井喷的时代也快到来了。

我相信,随着数字印模技术的日趋成熟,数字印模设备价格逐渐回归到合理区间,技工加工专业对数字印模后期接收处理能力进一步提高,会有越来越多的医师开始接受数字印模,喜欢数字印模,选择数字印模。

有一天,突然有了这样一种紧迫感。

应该尽快完成这本书,让它早点发挥作用。

我相信,总有一天,我们今天所采用的"精细印模技术",终将离我们远去,终将成为历史。

在今天,在这项技术还是主流的时候,我邀请北大口腔几位专家共同把这项技术中的一些操作要点记录下来,希望能够给广大读者一些帮助,也希望在这项技术消失之后,对它也是一种怀念。

致一项终将成为历史的技术。

刘峰

2013 年 6 月 10 日

前　言

　　精细印模技术是美学修复基本技术中的一部分,其目的是真实反映牙体预备效果和口腔客观情况,为技师制作美学修复体创造基础,对于美学目标的实现是至关重要的一环。

　　本书首先阐述了精细印模技术的重要性,以及如何判断印模是否合格,是否成功。之后,用了很大的篇幅介绍了制取印模前的准备工作,即排龈。

　　何时不需要排龈,何时需要排龈;何时只需排一根排龈线,何时需要进行双线排龈;采用什么样的排龈工具,什么样的排龈线,干线还是湿线;应用什么样的药物可以协助排龈,不同止血剂的应用;排龈的时间和压力如何控制,排龈和印模之间的关系……所有技术细节均进行了阐述。

　　影响精细印模材料性能的因素很多,在材料这一章里,我们对各种性能进行了归纳梳理,从准确性、精确性、易用性三个方面进行了总结,可以使读者更清晰地了解各种印模材料的特性,便于读者进行材料选择。

　　固定义齿精细印模是广大读者最常用的印模技术,本书介绍了双相一次印模、双相二次印模、改良双相二次印模等技术;种植义齿修复是今后牙列缺损修复发展的重点方向,本书对种植义齿闭窗印模、开窗印模、个性化印模等技术做了详细介绍;活动义齿也有精细印模的需求,本书对个别托盘精细印模、局部修正印模的制取方法都进行了介绍。

　　数字印模技术是未来精细印模技术发展的终极方向,本书最后一章向读者介绍了数字印模的发展历史、目前的现状,以及数字印模操作中最基本的问题,可以使读者对数字印模技术有一个大体的了解。

　　本书对于精细印模技术进行了全面和翔实的分析与介绍。对于初级读者,可以按照本书中介绍的方法规范学习、操作;对于中级读者,通过阅读本书可以对自己的日常工作进行回顾思考,做到进一步规范、标准化;对于高级读者,也能起到一定的开阔视野的作用。

　　本书充分体现了现阶段美学修复精细印模的方法与规范,切实有助于各级、各类医师提高美学修复操作能力。

目　录

第一章　精细印模的重要性

美学修复效果的评价既包括牙齿的"白色"美学,也包括牙龈组织的"红色"美学。牙龈组织的健康是美学修复评价的标准之一。

对于大部分美学修复病例来讲,规范的牙体预备、排龈处理、印模制取、工作模型灌制、主模型和代型的加工,是获得精密修复效果的基础。

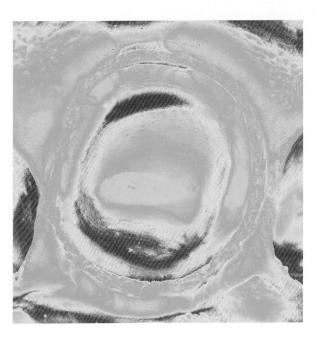

一、美学修复成功的评价

美学修复成功的评价指标不仅包括牙齿本身的形态轮廓、颜色质地、表面纹理、半透特征等白色美学特性,同时也包括牙龈组织的形态、颜色、质地等红色美学特征,这其中,牙龈组织的健康是修复成功的最基本的评价标准(图1-1)。

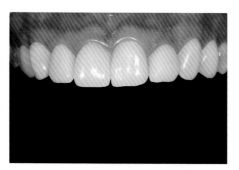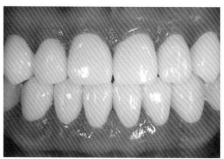

图1-1　健康的牙龈组织

修复以后牙龈组织出现炎症、出血、肿胀、退缩等问题(图1-2),都会直接影响美学效果,形成口腔健康隐患,严重者最终会造成美学修复的失败。

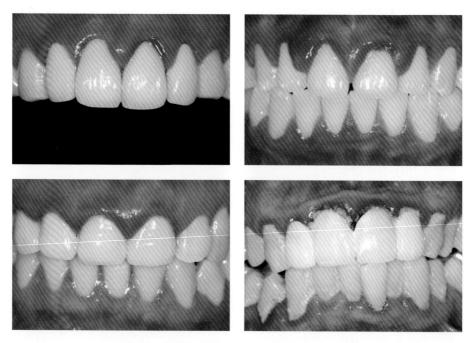

图1-2　修复后牙龈组织炎症、出血、肿胀、退缩

二、工作模型的"软硬组织分离"

美学修复获得成功与治疗过程中一系列步骤的规范操作密不可分,如牙体预备、临时修复、试戴粘结等。精密清晰的工作模型更是获得优秀美学效果的一个重要基础。

什么样的工作模型可以称之为精密清晰?

有些模型看似预备体和邻牙都光滑完整,形态良好,肩台部分也具备足够的宽度、平滑度。但是,仔细观察预备体的肩台边缘部分,却可以发现与代表牙龈组织的石膏模型部分紧密相连(图1-3)。

严格地讲,这一类工作模型的清晰度并不能令人满意。

真正足够清晰的模型,除整体光滑、完整,肩台平滑、连续以外,还必须做到在代表硬组织的模型部分与代表软组织的模型部分之间具有非常清晰的分界线(图1-4)。工作模型上的"软硬组织分离"对于修复体的精密程度具有举足轻重的作用。

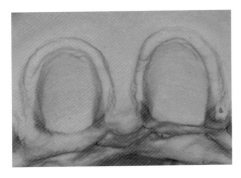 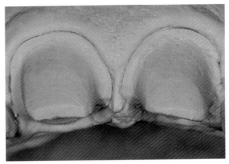

图1-3 清晰度不足的模型　　图1-4 足够清晰的模型

工作模型在转到技工室后,需要由技师切割、修整成为制作修复体的主模型(图1-5)。主模型上预备体肩台形状、宽度与口内情况是否一致将直接影响完成修复体的密合度。

当工作模型被加工成为主模型以后,模型的边缘精密情况实际上已经无法评价,修复体是否足够密合只有在修复体完成后、口内试戴时才能够知道了。因此,制作精确的主模型是非常重要的一步。

如何才能获得足够精密的主模型呢? 当技师拿到临床转来的工作模型(图1-6),第一步是分割模型、安插固位钉,形成基牙代型;然后,就是在基牙代型上磨除代表软组织的石膏,暴露代表基牙肩台的石膏,获得完整精密的主模

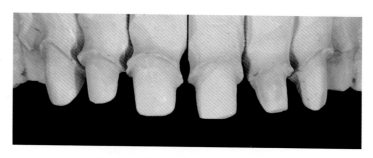

图 1-5　技师修整完成后的主模型

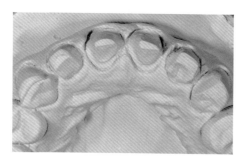

图 1-6　工作模型

型代型（图 1-7）；之后再在主模型上制作修复体（图 1-8）。

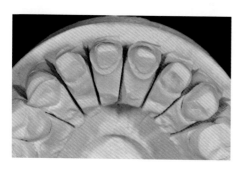

图 1-7　加工完成的主模型

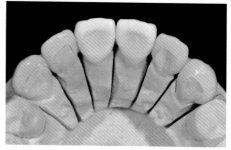

图 1-8　在主模型上制作的修复体

　　当工作模型上代表软硬组织的石膏完全分离时（见图 1-4），技师修整代表软组织的石膏，在接近肩台部位时，代表软组织的石膏会自动"崩飞"，而代表肩台的石膏会被完整地保留下来，这个工作实际上只是将肩台部分"暴露"出来，而不会破坏其精密程度。

　　而当工作模型上代表软硬组织的石膏没有完全分离时（见图 1-3），技师必须非常小心地清除代表软组织的石膏，寻找软组织和牙体组织之间的界限,最大限度地准确保留代表基牙的石膏。然而如果没有代表"软硬组织"的石膏的自然分离,这种分辨很难完全准确,在很大程度上存在"猜"的成分,因此很难达到真正的"精确",以此为基础制作完成的修复体的精密度必然会受到影响。

所以,工作模型上代表软硬组织的石膏是否完全分离,是评价工作模型是否"优秀"的基本条件。

三、精细印模的重要性

没有好的印模,自然不可能灌制出优秀的模型。

什么样的印模才能被称之为"清晰"的印模呢?

同样地,不仅需要看基牙、邻牙的整体情况,还需要重点关注肩台边缘的情况。即使肩台整体光滑、连续,但仅仅是一个平面(图1-9),灌制出的模型仍然无法做到"软硬组织分离";只有当肩台的外边缘呈现一圈"飞边状"的形态(图1-10),才有可能获得模型"软硬组织分离的效果"。

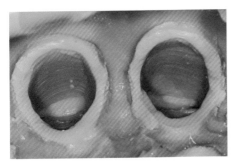 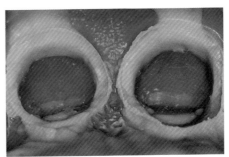

图1-9　清晰度不足的印模　　　　　图1-10　足够清晰的印模

其实道理非常简单,只有在印模上具备了完整的"飞边结构",才能够在工作模型上复制出完整的"分离间隙"。

怎样才能获得印模上的"飞边结构"? 道理仍然很简单,就是在制取印模前创造牙龈和基牙的"分离间隙"。

如果基牙预备时采用的是完全的龈上边缘,牙龈和基牙预备体边缘自然地存在垂直向的软硬组织分离(图1-11),则在制取印模前不需要进行任何处理。

在美学区域修复中,由于受基牙颜色、牙龈形态、固位条件、牙本质肩领等因素影响,有相当比例的患者不能采用龈上边缘,需要采用齐龈边缘或者龈下边缘,此时,操作难度较龈上边缘明显增大,良好的排龈操作就成为制取印模的

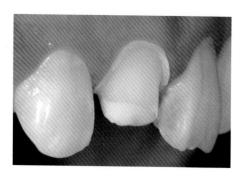

图 1-11 龈上边缘制备,形成垂直向的软硬组织分离

基础条件。

对于大部分美学修复病例来讲,规范的牙体预备、排龈处理、印模制取、工作模型灌制、主模型和代型的加工,是获得精密修复效果的基础(图 1-12 ~ 1-16)。

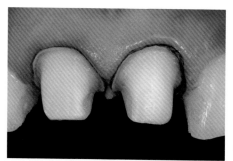

图 1-12 双线排龈

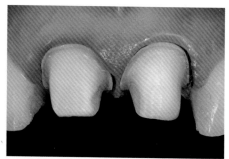

图 1-13 去除一根排龈线

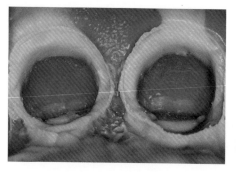

图 1-14 制取印模

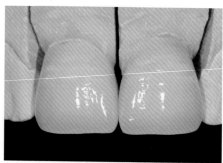

图 1-15 制作修复体

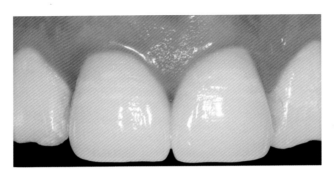

图1-16 修复体获得高度的精密性,完美的效果

第二章　排龈

　　排龈的目的,就是暂时性地创造牙龈组织和预备体肩台部分的物理分离,为制取清晰的印模创造条件。

　　排龈线排龈是最常用的排龈技术,其价格低廉,效果显著,是美学修复过程中首选的排龈技术。

　　双线排龈是效果最显著的排龈方式。

　　排龈时间不宜过长,力量要轻柔,不要破坏龈沟底结合上皮。

　　恰当地应用肾上腺素是安全的。

　　排龈膏排龈的游离龈缘塑形效果非常好,但预备体边缘能够获得的软硬组织分离效果并不明显。

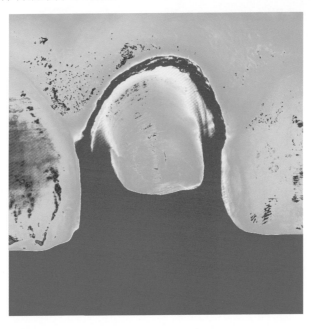

一、排龈的意义

进行齐龈边缘或者龈下边缘牙体预备后（图 2-1），如果没有经过非常规范的排龈操作，直接进行印模制取（图 2-2），工作模型上就很难将位于牙龈以下的预备体肩台边缘完全反映清晰（图 2-3）。这将造成修复体边缘很难达到真正密合，就可能引发修复后牙龈组织的不良反应。

排龈的目的，就是暂时性地创造牙龈组织和预备体肩台部分的物理分离，为制取清晰的印模创造条件。

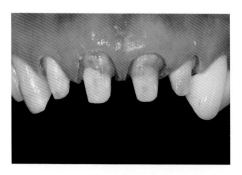

图 2-1　牙体预备，肩台制备规范

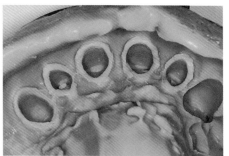

图 2-2　未经规范的排龈处理，直接制取的印模

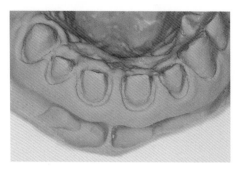

图 2-3　工作模型上预备体肩台的边缘不能获得准确清晰的反映

二、排龈的方法分类

根据排龈的原理，可以将排龈方法分为机械法和机械化学联合法两大类。

1. 机械法排龈

（1）机械地推开牙龈组织：最早期的一种排龈方式叫做铜圈法排龈，就是利用局部的机械装置将牙龈组织推开；个齿印模法是首先制作一个树脂临时修复体，将边缘均匀磨短，组织面均匀磨除，使树脂冠与预备体的各个面均有一定的间隙，然后将树脂冠内注满印模材，覆盖于基牙上，最后制取全牙列印模。这些方法通过在预备体边缘施加机械力量，将牙龈组织推开，可以获得比较清晰的印模效果。但由于其操作比较复杂，对临床操作要求比较高，目前已经很少有人采用了。

采用排龈线排龈时，如果应用干线，或者仅用生理盐水润泽的排龈线，而未应用具有药理作用的液体，则也称为机械排龈。这种方式主要是利用排龈线进入龈沟时的机械压力，同时排龈线进入龈沟后占据一定的空间，牙龈向根方和侧方有一定的移动，形成与预备体肩台部分的分离（图2-4）。

也曾经有厂家推出具有"排龈功能"的硅橡胶，使用时将其注射在预备体周围，压上配套的中空棉卷，几分钟后，硅橡胶内存在生成气体的成分发挥作用，令硅橡胶体积膨大，希望其能够起到暂时性推开牙龈组织的效果（图2-5）。

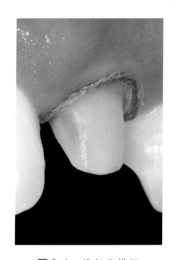

图2-4　排龈线排龈

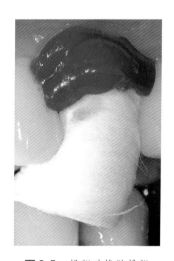

图2-5　排龈硅橡胶排龈

（2）微量去除一部分牙龈组织：另一类机械排龈是利用各种方式去除预备体颈缘部分的一部分牙龈组织，使预备体肩台得以暴露。严格地说，这一类方式不属于"排龈"，而是属于对牙龈组织的"微切除"。

比较常见的方式是采用高频电刀。这种方式是利用高频电流接触牙龈后局部产生高热，将软组织气化，达到去除部分沟内上皮的作用，同时具有止血作用。其可以迅速地去除牙龈组织，暴露预备体边缘，效果明显。

但高频电刀的操作必须非常精细，如果操作不慎很容易造成牙龈组织形态破坏,影响美学修复效果。并且高频电刀容易引起牙龈退缩,尤其是对于较薄的牙龈,退缩的风险非常高,对于远期美学效果影响很大,所以应非常慎重选择这种治疗方式。

如果考虑采用高频电刀切除牙龈,还应当注意以下几个问题:

1)严禁用于佩戴心脏起搏器的患者。

2)避免用于放疗后的患者。

3)电刀头不能接触到患者口腔内的金属修复体、充填体,以免产生电火花。

4)避免反复切割牙龈组织,同一部位如果需要再次切割,至少需要间隔5秒的时间。

随着各种激光治疗仪器的逐步普及,激光切除已经成为另一种微量切除牙龈组织的方式。激光切除比高频电刀切除风险低,相对更为安全。但由于激光治疗仪的成本很高,如果常规采用激光切除的方式进行排龈,则临床消耗过大,因此"激光排龈"还很难成为一种常规的排龈形式。

2. 机械化学法排龈　在机械推开牙龈的基础上,同时使用牙龈收缩药物,增加化学药物的作用,使牙龈组织收缩,增强排龈效果,同时药物还能够具有一定的止血作用,就是机械化学联合法排龈。这一类方法是目前最常用的排龈技术。

肾上腺素是最传统的牙龈收缩剂,其价格便宜,能够起到明显的组织收缩和止血作用,因此被广泛应用(图2-6)。但必须注意其对心血管的不良反应,避免应用于具有全身疾病的患者。

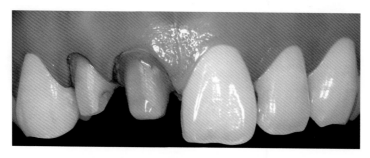

图2-6　应用肾上腺素获得良好的牙龈收缩效果

有一些药物也被称为"排龈液",包括硫酸铁和氯化铝等(图2-7、2-8)。有些医生认为用这些药物单纯地涂抹就可以发挥"排龈"的作用。但是,实际上这些药物主要的作用是凝血止血,并没有明显的组织收缩作用,因此还是必须将其与排龈线等机械排龈的方式结合应用,才能获得有效的排龈效果。

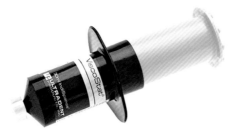

图2-7 硫酸铁液体

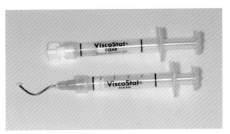

图2-8 氯化铝液体

硫酸铁的止血效果非常显著,其缺点是会在出血部位形成大量棕黑色的沉淀,且难以冲洗清洁(图2-9),如果残留沉淀物质,则可能会造成牙龈组织的永久变色;氯化铝本身是无色液体,在应用时不会形成沉淀,更适合在前牙区域应用。

需要注意的是,硫酸铁和氯化铝都可能会对精细印模材料的聚合产生影响,也可能对粘结树脂的固化产生影响,因此在应用以后都必须用流动水彻底清除。

实际上,无论是硫酸铁,还是氯化铝,这两种液体更准确地定位不应该是"排龈液",而应该是"止血剂",也就是在治疗中如果出现小的出血点,可以采用这两种液体迅速有效的止血,以便保持清晰的视野,有利于进一步操作。

在牙体预备中,应该通过边缘位置、边缘形式的合理确定,结合预备车针的合理选择,尽量做到不损伤牙龈,不造成预备中的牙龈出血(具体方法参见本系列丛书《美学修复牙体预备》分册)。在这个基础上,如果牙龈组织发生了非常轻微的损伤,就可以应用硫酸铁或氯化铝进行即刻止血,可以获得非常显著的效果。

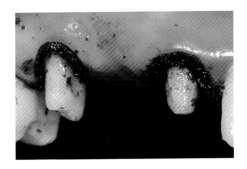

图2-9 大量出血后应用硫酸铁止血剂,形成大量棕黑色沉淀物

　　排龈膏排龈也是一种机械化学联合排龈方法(图2-10)。排龈膏的主要成分是高岭土,其具有很强的吸水膨胀能力,可以对牙龈组织产生机械挤压效果;同时其含有氯化铝成分,具有一定的止血和组织收缩功能,非常适合应用于出血较多的情况。

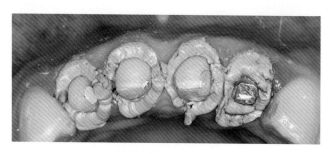

图 2-10　排龈膏排龈

三、排龈时机

　　排龈操作具有一定的难度,长时间排龈有造成牙龈永久性退缩的风险,掌握好排龈时机一方面可以在一定程度上降低操作难度,另一方面还可以缩短排龈时间,减小对牙龈组织的不良刺激,控制牙龈永久性退缩的风险。

　　1. 印模前排龈　排龈操作最主要的临床意义是为制取印模创造条件。不是所有印模前都需要排龈,也不是所有印模前排龈都是在牙体完全预备完成以后,应该根据基牙边缘位置的不同设计确定排龈时机。

　　根据基牙边缘位置的不同,印模前排龈的时机也有所不同。关于美学区域基牙边缘形态和边缘位置的设定,请参考阅读本丛书《美学修复牙体预备》分册。

　　(1) 龈上边缘:如前所述,对于龈上边缘的基牙,由于基牙肩台与牙龈组织存在垂直向的天然物理分离,牙龈组织对于制取印模不存在任何影响,因此没有排龈的必要。

　　本书后续所述排龈问题针对的均为齐龈边缘或者龈下边缘。

　　(2) 齐龈边缘:牙龈组织对齐龈边缘的预备过程没有影响,但在制取印模时,牙龈组织与基牙肩台边缘没有明确的物理分离,因此需要进行排龈操作。排龈以后,预备体清晰地暴露出来,便可以获得清晰的预备体形态。

　　针对齐龈边缘设计,一般建议预备时完全平齐牙龈预备,牙体预备完成后再进行排龈,预备体边缘暴露后,直接进行精细印模的制取(图2-11、2-12)。

　　(3) 浅龈下边缘:当修复体设计为浅龈下边缘时,可以在预备之前就进行排龈(图2-13),牙龈被向根方推移,颈部一部分牙体暴露后,采用轻微高于牙龈缘的高度进行牙体预备(图2-14)。

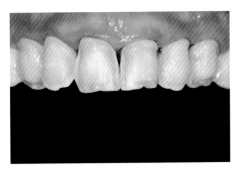

图 2-11 齐龈边缘预备

图 2-12 排龈后边缘清晰暴露

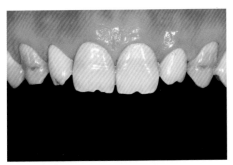

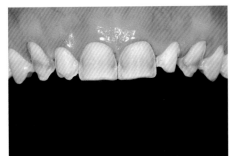

图 2-13 预备前排龈

图 2-14 轻微高于龈缘牙体预备

当牙体组织完整时,颈部具有自然的生理凸度,实际上是非常有利于排龈操作的(图 2-15)。由于牙龈组织已经被向根方推移,虽然边缘线轻微高于牙龈缘,但实际上的深度是比较浅的龈下位置(图 2-16),此时可以直接制取出清晰的印模(图 2-17)。排龈线取出后,牙龈恢复到原始位置,因此修复完成后表现出修复体是浅龈下边缘(图 2-18)。

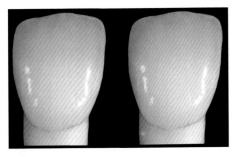

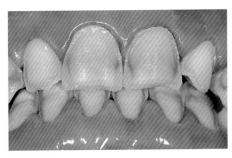

图 2-15 完整牙齿具有的颈部凸度有利于排龈操作

图 2-16 轻微高于龈缘牙体预备,实际深度为较浅的龈下位置

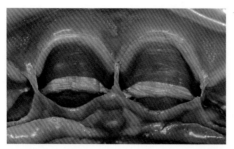

图 2-17　制取出清晰的印模

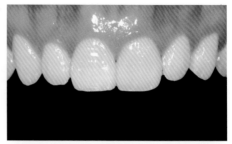

图 2-18　修复体完成后表现为浅龈下边缘

（4）较深的龈下边缘：当边缘需要设置在龈下较深的位置时，不建议在预备完成后才开始排龈，而应该在牙体预备过程中就开始排龈，可以使操作更便利。当剩余牙体组织可以获得隔湿效果时，可在纤维桩核完成后压入第一根排龈线（图 2-19～2-22），再进行精细预备和精修（图 2-23），之后压入第二根排龈线（图 2-24），取出第二根排龈线后，就可以制取出软硬组织分离的印模（图 2-25），灌制具有足够清晰度的工作模型（图 2-26）。

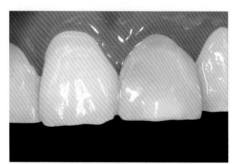

图 2-19　治疗前

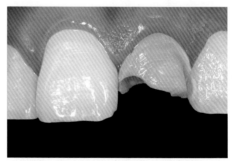

图 2-20　初步牙体预备

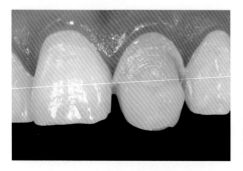

图 2-21　纤维桩树脂核完成

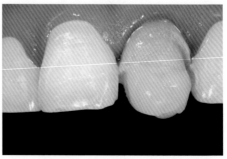

图 2-22　压入第一根排龈线

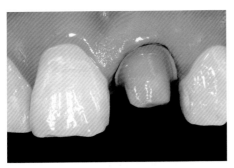

图 2-23　精细修整

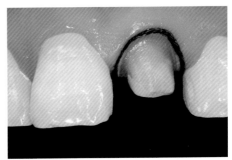

图 2-24　压入第二根排龈线

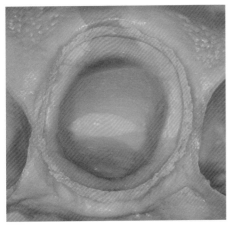

图 2-25　制取出软硬组织分离的印模

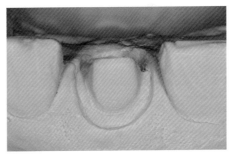

图 2-26　灌制足够清晰的模型

2. 粘接前排龈　排龈不仅具有推移牙龈软组织,暴露预备体边缘的作用,在一定程度上还可以起到止血、抑制龈沟液的作用,获得短暂隔湿的效果。采用加肾上腺素的排龈线排龈时,短暂隔湿效果比较明显。

利用排龈的这个效果,在很多需要在干燥环境下操作的治疗前,进行排龈处理是一种有效的准备工作。

对于牙体牙髓专业治疗来讲,应用橡皮障可以获得确定的隔湿效果;但是对于很多修复治疗来讲,由于很多时候牙体组织完整性很低,橡皮障有时非常难以操作,即使勉强操作也并不能获得真正理想的隔湿效果,加之很多修复医生的橡皮障操作并不熟练,因此采用排龈处理获得隔湿效果经常成为首选。

贴面修复(图 2-27、2-28)和纤维桩修复(图 2-29、2-30)中粘结都是至关重要的操作步骤,都需要维持干燥的粘结环境,在这两种修复体粘结前进行排龈都是非常必要的。

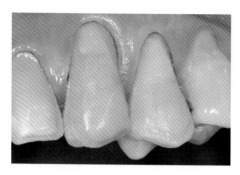

图 2-27 贴面粘接前排龈

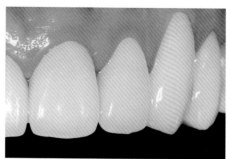

图 2-28 贴面粘接完成后

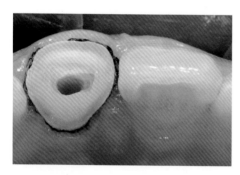

图 2-29 纤维桩粘接前排龈

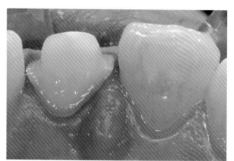

图 2-30 纤维桩粘接完成后

需要注意的是,粘结前排龈时不要应用硫酸铁或氯化铝这两种"排龈液",如果采用硫酸铁或氯化铝进行了止血,也必须彻底清洗干净,否则会影响粘结效果。

四、排龈线排龈技术

排龈线排龈是最常用的排龈技术,其价格低廉,效果显著,是美学修复过程中首选的排龈技术。

1. 排龈工具 排龈线排龈的基本原理是利用排龈线占据龈沟空间,挤压游离牙龈机械变形,同时利用排龈线上渗透的药物作用,使牙龈组织收缩,进一步向根方移位(图 2-31、2-32)。由于牙龈组织具有黏弹性的特性,当操作完成,排龈线取出后,牙龈组织会恢复到排龈操作前的状态。

排龈线的种类很多,建议采用编织工艺的排龈线,可以获得更有效、更安全的排龈效果(图 2-33)。

编织工艺的排龈线具有中空结构,可以有很好的吸湿膨胀效果,有利于占据更多的龈沟空间,获得更理想的排龈效果。

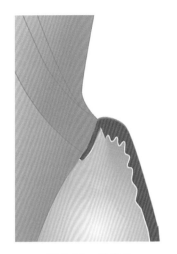

图2-31　排龈前

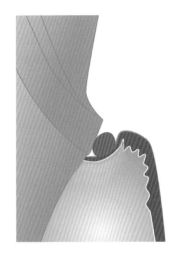

图2-32　排龈后牙龈变形移位

同时,编织工艺的排龈线从局部看结构紧密,从整体看又具有"应力中断效果"。当排龈线中间某个位置受到力量磨损扭曲时,只是在局部形成断裂,而不易导致整体受到大的牵拉力量。这一特性的意义在于,当在治疗过程中进行初步排龈后,再进行精细预备和进一步精修抛光操作时,有时车针可能会磨削到已经压入龈沟的排龈线,此时采用的如果不是编织工艺的排龈线,可能造成排龈线被整体缠绕、带出龈沟,导致牙龈损伤;如果采用的是编织工艺的排龈线,则仅仅是排龈线断裂,不会造成牙龈损伤。

排龈线通常有很多型号,各型号间粗细不同,我们需要根据龈沟的深度和松紧度选择排龈线(图2-34)。直径过细的排龈线起不到明显的推排牙龈的作用,排龈效果不明显;直径过粗的排龈线勉强压入会对牙龈组织造成损伤。

以 Ultrapak(Ultradent USA)排龈线为例,00 号最常用,在龈沟深度较深时会用到 0 号或 1 号,在龈沟深度较浅时会用到 000 号,而 2 号、3 号则很少会

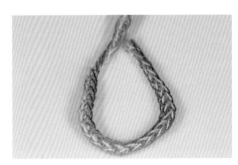

图2-33　编织工艺的排龈线

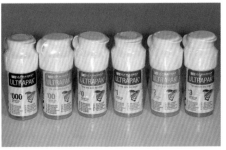

图2-34　不同型号的排龈线

用到。

　　最好不要应用棉捻代替排龈线。棉捻的粗细不易控制,较细的棉捻膨胀能力有限,不能获得较好的排龈效果,过粗的棉捻则容易造成牙龈组织损伤。

　　排龈器的尺寸、形态、角度也有很多种(图 2-35)。由于龈沟内的空间有限,较薄一些的排龈器便于应用;刃部与手柄具有倾斜 45 度的角度,则有利于医生操作,便于向龈沟内压排;刃部有齿状结构的排龈器更有利于对排龈线的控制(图 2-36)。

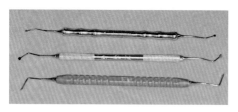

图 2-35　不同类型的排龈器

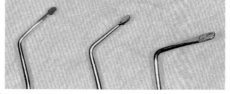

图 2-36　不同排龈器的刃部

　　如果没有专用的排龈工具,采用较薄的、刃部角度形态都非常适宜的光敏刀,也可以获得比较好的排龈效果;但如果形态或角度不适合,则会造成操作困难,甚至有可能损伤牙龈组织。

　　2. 双线排龈　双线排龈是效果最显著的排龈方式。

　　第一根通常采用直径略小的排龈线,完全压入龈沟内,使牙龈向根方移动变形(图 2-37);第二根通常选用直径略大一些的排龈线,如果龈沟空间充足可以完全压入龈沟内,至少应该将排龈线的一半直径压入龈沟内(图 2-38),待排龈线膨胀后,使牙龈横向移位,充分打开龈沟,就可以制取软硬组织分离的印模、灌制清晰的模型(图 2-39、2-40)。

　　双线全部进入龈沟排龈的时间需要严格控制,不能过长,否则可能引起牙

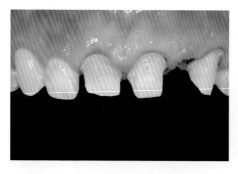

图 2-37　第一根排龈线完全进入龈沟

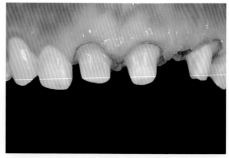

图 2-38　第二根排龈线尽量进入龈沟

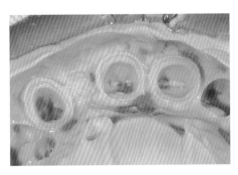

图 2-39 制取软硬组织分离的印模

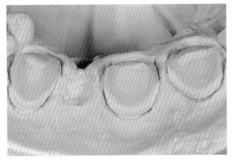

图 2-40 灌制清晰的模型

龈的永久性退缩。双线排龈达到推排牙龈的效果后(图 2-41),取出第二根排龈线,可以清晰地看到龈沟暴露(图 2-42)。此时制取印模,就可以获得软硬组织分离清晰的印模。

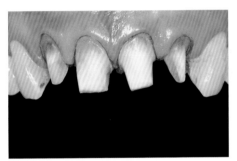

图 2-41 双线排龈

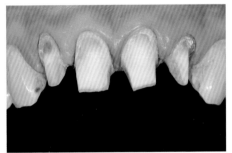

图 2-42 取出第二根排龈线后

　　恰当的双线排龈操作并不会带来牙龈的永久性退缩,排龈线全部取出后牙龈组织会恢复到排龈前的状态,不会给粘结后的美学效果带来影响(图 2-43 ~ 2-46)。

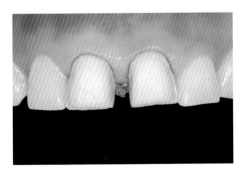

图 2-43 双线排龈

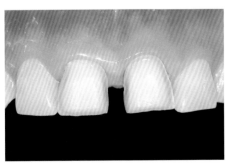

图 2-44 取出第二根排龈线

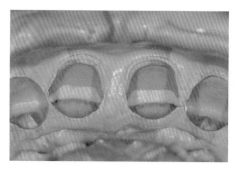

图2-45　制取清晰的印模

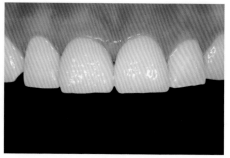

图2-46　修复后龈缘位置未改变

很多医生非常畏惧双线排龈,认为这是一个非常困难的过程。实际上,第二根线的压入并不困难,甚至比第一根线的压入更容易。压入第二根线时不是将第一根线继续推向龈沟深部,而是压缩第一根排龈线,使第二根排龈线获得空间进入龈沟内(图2-47、2-48)。

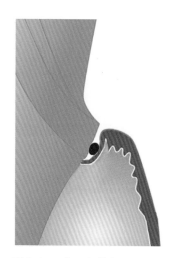

图2-47　第一根排龈线压入后

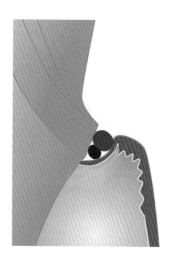

图2-48　第二根排龈线压入后

采用双线排龈时需注意第二根排龈线在工作区域应压入龈沟内(图2-49),仅仅将排龈线盘绕在肩台上是不能发挥排龈作用的;还需要注意第二根排龈线应在龈沟外留出线头,以便于在制取印模前顺利取出(图2-50)。

而第一根排龈线则应该完全压入龈沟内,不应留出线头,尽量避免在制取印模时被带出,造成印模撕裂。

3. 单线排龈　单线排龈法操作较双线排龈简便。对于齐龈或者轻微龈下预备的基牙,单线排龈即可将预备体边缘完全暴露,形成垂直向的软硬组织分

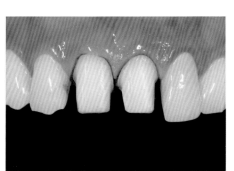

图2-49　第一根排龈线在工作区域应压入龈沟内

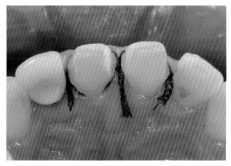

图2-50　第二根排龈线应留出线头,以便取出;第一根排龈线则应完全压入龈沟内

离(图2-51)。保持排龈线在龈沟内制取印模(图2-52),灌制清晰的工作模型(图2-53),获得满意的修复效果(图2-54)。

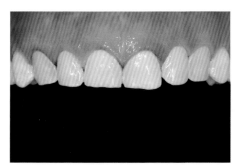

图2-51　单线排龈

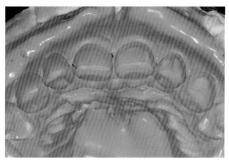

图2-52　制取印模

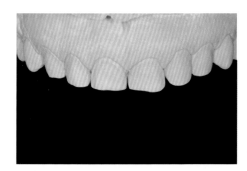

图2-53　灌制模型

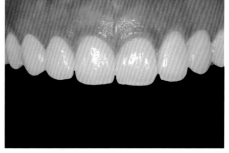

图2-54　试戴修复体

但是对于龈下位置较深的患牙,仅仅采用单线排龈经常并不能很好地暴露预备体的边缘,这对于制取印模是不利的(图2-55、2-56)。双线排龈才能更好

地暴露龈下较深的预备体边缘(图 2-57)。

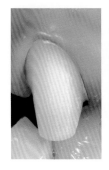
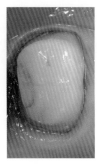
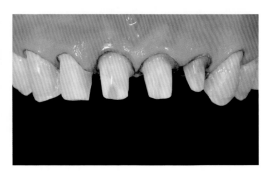

图 2-55 单线
排龈效果

图 2-56 单线
排龈效果

图 2-57 双线排龈更好地暴露龈下较深
的预备体边缘

对于龈下较深的预备体,采用单线排龈法制取的印模,可以较为清晰地反映肩台的形态、位置,但是对于肩台边缘的表达通常并不十分理想,而这与采用的印模材料、印模方法没有直接联系(图 2-58)。这表明,排龈是印模的重要基

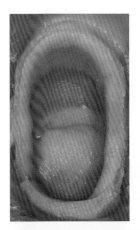
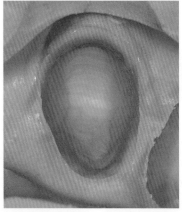
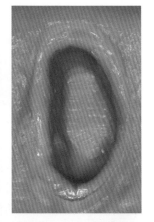
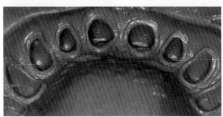
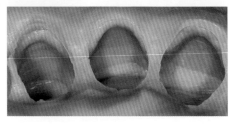

图 2-58 对于龈下位置较深的预备体,采用单线排龈,应用各种印模材料、印模
技术,均未清晰反映预备体边缘

础,没有完善的排龈准备,即使采用性能优秀的印模材料、标准的印模方法,也无法获得最理想的印模效果。

4. 排龈时间　采用排龈线排龈时,必须注意控制排龈时间,否则可能造成永久的牙龈退缩,影响修复后的美学效果。经典教科书中经常提到的排龈时间是 5~10 分钟。

关于排龈线在龈沟内停留时间的安全范围,目前还没有确定的更新的理论,也没有确凿的文献说明更长的排龈时间是安全的。但根据很多美学修复专家临床经验和授课总结,在适当的操作范围内,大部分专家认为 20 分钟的排龈时间是安全的,如果牙体预备中的牙龈完全无损伤或者损伤极轻微,30 分钟左右的单线排龈也是安全的。

对于齐龈边缘或者浅龈下边缘、单线排龈后制取模型的操作方式,控制在 5~10 分钟内完成操作实际上都是非常容易的,就没有必要延长到 20~30 分钟。

如果准备采用预备前排龈,就需要考虑自己的操作速度。如果预计整个操作时间较长,可能会超过 30 分钟,最好就不在预备之前排龈,而改在初步预备后再进行排龈操作,减小排龈对牙龈组织的不良影响。

对于较深的龈下边缘,完全牙体预备后再进行排龈的操作会比较困难,也容易造成预备中对牙龈的损伤,因此建议在牙体初步预备完成后压入第一根排龈线。此时第一根排龈线停留在龈沟内的时间一般会比较长,需要注意该时间应控制在最长 30 分钟以内;完全预备完成排入第二根排龈线后,仅稍事停留即可开始制取印模,不必刻意等待,更不要停留时间过长,否则会对牙龈造成不良影响。

越薄的牙龈,退缩风险越大,排龈时间越要控制尽量短暂。对于较厚的牙龈,排龈时间略长风险不大。

5. 排龈力量和技巧　排龈线压入龈沟内时不能力量过大,排龈的目的是使修复体制作更密合、为牙龈组织的长期健康创造条件,不能由于排龈操作不当反而影响牙龈组织的健康。

排龈力量过大的不良后果是可能破坏结合上皮,多大的力量以内可以避免对结合上皮的损伤呢?

经典理论中并没有直接给出答案,也没有文献直接论证,我们只能通过推理找到问题的答案,教科书对排龈力量的描述通常是“轻柔”两个字。

很多医生会想到 25g 这个数字。25g 是牙周探诊时应控制的力量上限,形象化的表现就是轻压手指甲盖略微发白的力量。

那么,排龈时应控制的力量也是 25g 吗? 还是应该比 25g 更小,或者可以大于 25g 呢?

我们用排龈器在手指甲盖上轻压,达到指甲盖轻微发白,体会自己施加给排龈器的力量,与平时在患者口腔内排龈时施加的力量,就会发现平时排龈时所用的力量大部分时间是超过25g的,仅仅应用25g的力量确实在很多时候是无法将排龈线压入龈沟的。

排龈的力量当然是可以超过25g的。

在做牙周探诊时,必须考虑到患牙的牙周组织可能是不健康的,结合上皮可能是非常脆弱的,并且我们应用的牙周探针的截面还仅仅是一个小圆点,25g力量带来的局部压强还是很大的,在这种情况下,25g的力量尚且可以基本保证不会破坏可能会非常薄弱的结合上皮。

而在我们进行修复治疗时,首先我们应该是针对牙周健康的基牙进行操作,结合上皮承受能力会明显提高。并且,排龈时的压力是通过排龈线传递到结合上皮,同样的力量实际上压强小很多。因此,排龈时的压力显然超过25g。

具体的安全范围没有理论支持。根据笔者多年的临床手法感受,50g的力量进行排龈是不会造成结合上皮破坏的。应用一个厨房磅秤可以训练自己对于50g力量的手感(图2-59)。

需要注意的是,无论采用多大的力量,都应该是循序渐进施加的,而不应该是爆发的,否则都可能对牙龈组织造成不利的影响。

第一根排龈线一般从邻面开始压入,再进入唇舌侧,只要选择适宜的直径、在适宜的时机进行排龈,压入都不会特别困难;第二根排龈线压入时不要试图将第一根牙线向龈沟内部继续推移,而是缓缓地压缩第一根排龈线,创造出第二根排龈线进入的空间。如果第二根排龈线不能完全进入龈沟,进入一半也没有问题;在多个连续牙齿双线排龈时,为了取出排龈线时的便利,第二根排龈线可以用一根排龈线连续进行(图2-60)。

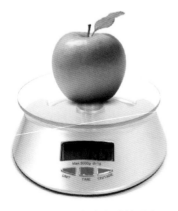

图2-59　小磅秤训练手感

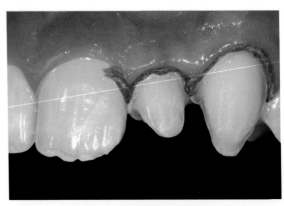

图2-60　连续的第二根排龈线

还应该注意略湿的排龈线更容易塑形,有利于排龈操作;取出排龈线时,也应该润湿排龈线,以免在取出时因粘连而撕裂牙龈组织。

6. 肾上腺素的应用风险　很多医生对于应用肾上腺素存在心理"恐惧",认为风险很高。

正确的评估应用肾上腺素的风险,应该首先对其药理作用机制有一个比较清晰的了解。其药理作用机制主要包括:

(1) 心脏:作用于心肌、传导系统和窦房结的 β1 及 β2 受体,加强心肌收缩性,加速传导,加快心率,提高心肌的兴奋性。

(2) 血压:治疗量时,由于心脏兴奋,心排出量增加,故收缩压升高;舒张压不变或下降,脉压加大。较大剂量静脉注射时,收缩压和舒张压均升高。

(3) 血管:激动血管平滑肌上的 α 受体,使血管收缩,以皮肤、黏膜血管收缩为最强烈;内脏血管,尤其是肾血管,也显著收缩。

可见,应用肾上腺素的风险包括全身风险和局部风险两部分。

首先,对于存在心脏病、高血压等全身疾患的高风险患者,确实需要非常谨慎地应用肾上腺素,在可能的情况下要避免应用肾上腺素,包括排龈。

局部风险就是由于黏膜软组织血管收缩造成牙龈组织收缩,如果操作不当可能造成这种收缩无法恢复,带来永久的牙龈退缩,影响美学效果。

实际上,肾上腺素对牙龈组织影响的程度与药物吸收量密切相关,而吸收量又是与牙龈组织的损伤程度密切相关的。

如果预备体边缘形态和位置合理,牙体预备过程中的软组织控制非常有效,几乎无出血或者仅有非常微量的出血,采用肾上腺素润湿的排龈线进行排龈就是非常安全的,只要在合理的时间以内,当排龈线取出后牙龈就会恢复到排龈前的位置,而不会造牙龈的永久性退缩。

如果牙体预备中边缘位置或形态设计不当,或者车针选择不当,或者操作不熟练,预备过程中对牙龈组织的损伤非常明显,出血非常多,而预备后直接采用棉捻蘸用肾上腺素液体来止血,同时"排龈",牙龈组织吸收肾上腺素的浓度就会非常大,这样就很可能造成牙龈组织的永久性退缩。

在这种情况下,首先采用"止血剂"止血,同时栓塞毛细血管,再采用肾上腺素润湿的排龈线排龈才是安全的,或者直接采用排龈膏排龈。当然,尽量避免预备中出血是根本的办法。

五、排龈膏排龈技术

排龈膏是一种较新的排龈技术,因其操作简便,止血效果好,受到一些医生的欢迎。尤其是在多牙修复时,是一种比排龈线排龈更节省时间的治疗方式。

1. 排龈膏的成分和特性 排龈膏的主要成分是高岭土,其具有很强的吸水膨胀能力,可以对牙龈组织产生机械挤压效果,因此排龈膏排龈对游离牙龈具有很好的塑形效果(图2-61、2-62)。

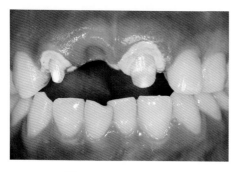

图2-61 排龈膏排龈

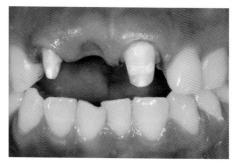

图2-62 牙龈塑形效果非常好

排龈膏还含有氯化铝成分,具有一定的止血和组织收缩功能,非常适合应用于出血较多的情况,如果牙体预备过程中出血较多,采用排龈膏排龈可以获得快速止血的效果。

2. 排龈膏的操作技巧和排龈效果 排龈膏排龈效果与进入龈沟的排龈膏的量密切相关。进入龈沟内部的排龈膏基础体积大,膨胀体积就会比较大,对牙龈组织推排的力量就比较大;如果进入龈沟内的排龈膏基础体积就不大,能够发挥的膨胀作用就会比较有限,对牙龈组织的推排作用就不明显,排龈效果就不理想。因此,在操作排龈膏排龈时,应该努力使更多的排龈膏进入到龈沟的深部,以便排龈膏在横向和纵向上都能充分发挥膨胀推排的作用(图2-63)。

排龈膏必须在非常适宜的湿度条件下保存,以保持膏体适当的黏稠度。膏体过干操作者会感觉注射困难,膏体呈干枝状,无法弯曲、定位、塑形;膏体过湿则会造成流动性过强,同样塑形困难,并且吸湿膨胀能力受损,对牙龈组织的推排能力降低。适宜黏稠度状态下应用才有利于获得较好的排龈效果(图2-64)。

排龈膏排龈与排龈线排龈相比较的一个重要优势是进入龈沟时力量柔和,不易损伤龈沟底结合上皮,造成患者疼痛不适的可能性较小,患者感觉相对比较舒适。

但压力较小也同时成为制约其排龈效果的原因。

由于进入龈沟浅部的排龈膏的量明显多于进入龈沟深部的量,所以排龈膏

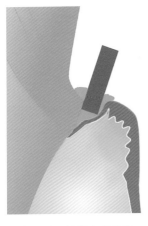

图 2-63　尽量向龈沟深部注射排龈膏

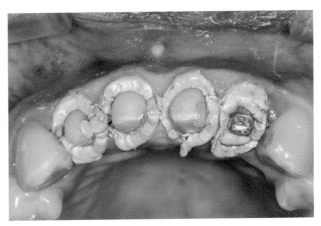

图 2-64　保持适宜黏稠度的排龈膏有利于注射，发挥较好的排龈效果

对游离龈缘的塑形效果非常明显，而对于龈沟深部牙龈塑形能力实际上是有限的，采用排龈膏排龈能够获得的软硬组织分离效果比较有限（图 2-65 ~ 2-71），而这对于边缘在龈下较深的预备体来讲其实是至关重要的。

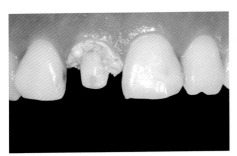

图 2-65　排龈膏排龈

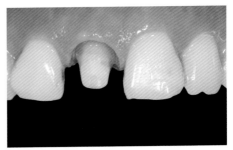

图 2-66　游离龈缘塑形效果非常好

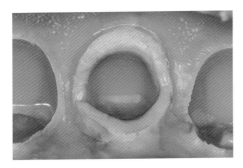

图 2-67　印模预备体边缘并未呈现明显的飞边结构

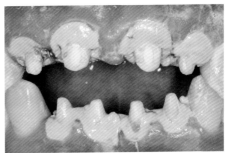

图 2-68　排龈膏排龈

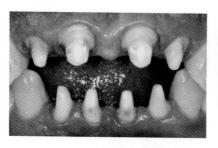

图2-69 游离龈缘塑形效果非常好

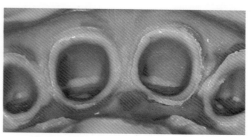

图2-70 印模预备体边缘未呈现明显的飞边结构

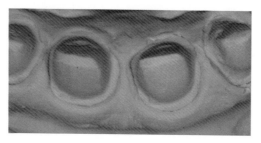

图2-71 工作模型肩台部分非常清晰，但软硬组织分离并不明显

因此，如果预备体边缘距离龈沟底的距离较大，是比较浅的龈下边缘，采用排龈膏排龈通常可以获得比较好的排龈效果；而如果预备的是较深的龈下边缘，排龈膏排龈所能获得的软硬组织分离效果则比较有限，与双线排龈获得的排龈效果有比较明显的差距。

另外，排龈膏的味道比较酸涩。当排龈膏刚刚压入龈沟内时是膏状，容易控制，患者对其味道不会有明显的感觉；排龈膏在龈沟内需要停留3～5分钟，使其充分吸湿膨胀，随着湿度增加，排龈膏就可能在口腔内弥散，患者就会感受到酸涩的味道；排龈膏对于印模材料聚合和粘接树脂固化都有不良影响，因此在下一步操作前都需要用加压水汽冲洗干净，这也会造成排龈膏沾染在周边组织，造成不适感。因此，排龈膏应用时并不是完全舒适的，这一点在和患者沟通时需要注意。

六、排龈硅橡胶技术

所谓排龈硅橡胶是一种增加了产气成分的硅橡胶材料，使用时将其注射在预备体周围，压上配套的中空棉卷（图2-72）；几分钟后，硅橡胶内生成气体，体积膨大。生产者本意是希望通过硅橡胶体积膨大,起到暂时性推开牙龈组织的效果。

但问题在于,在硅橡胶整体厚度充足时,气体产生可以增大硅橡胶的体积,起到挤压的作用;但当硅橡胶自身整体厚度不足时,产生气体后反而会造成气泡破裂,比如在龈缘部分,气泡产生就会造成硅橡胶产生破裂,形成空腔,释放了压力,反而削弱了对局部牙龈组织的压力(图2-73)。

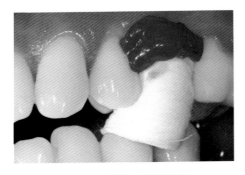

图2-72　排龈硅橡胶排龈

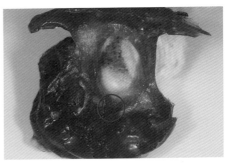

图2-73　膨胀后的排龈硅橡胶,在预备体颈缘处可见明显气泡

因此,排龈硅橡胶能起到推排牙龈组织的作用并不理想,就算是对游离龈的塑形作用也明显弱于排龈膏(图2-74),更不能达到很好的软硬组织分离作用(图2-75)。

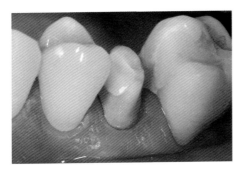

图2-74　排龈后的效果,游离龈塑形效果弱于排龈膏

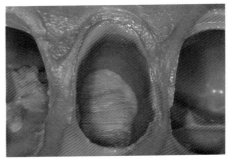

图2-75　印模效果可见未获得软硬组织分离

排龈硅橡胶内不含有止血作用的成分,是一种纯机械排龈方式,因此当牙龈存在出血情况时,更不建议采用这种排龈方法。

第三章　印模材料

　　印模材料的作用是复制口腔内各种组织形态,是完成精细印模过程的重要工具材料。对不同种类印模材料的合理选择应用有助于提高精细印模质量。选择印模材料应充分考虑其准确性、精确性及易用性。

　　目前常用的印模材料包括:藻酸盐印模材料、聚硫橡胶印模材料、聚醚橡胶印模材料、缩聚型及加成型硅橡胶印模材料。每种材料有其不同的特性。

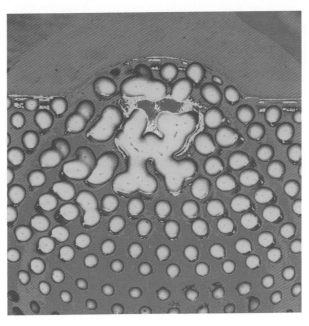

如果说排龈是精细印模技术的重要手段,那么印模材料则是完成精细印模的重要工具。

印模材料可以分为弹性印模材料和非弹性印模材料两大类。

非弹性印模材料不能进入口腔组织的倒凹区,因此只能应用于没有骨性倒凹的无牙颌患者;弹性印模材料由于具有一定的弹性,可以用于有倒凹的情况,应用范围更广。

在选择弹性印模材料时,应该从准确性、精确性和易用性三方面综合考虑。

一、准确性

印模材料的准确性指材料真实反映物体尺寸和相对位置的能力。

这个定义中有两个关键词:尺寸、相对位置。也就是说,准确性良好的印模材料不仅应该能够真实再现取模对象的大小尺寸,同时还应该能够准确还原其与周边组织结构的相对关系。准确性是评价印模材料的最基本条件。准确性不佳的印模材料或印模方法是完全不能应用的。

印模材料的准确性受到多种因素的影响。

1. 弹性 弹性指印模材料受外力变形后回复的能力。

足够的弹性才能保证在印模过程中顺利将固化后的材料从倒凹区脱出。当印模材料从倒凹区脱出后,或多或少都会发生永久形变。印模弹性回复率是反映材料永久形变的一个重要指标:弹性回复率越高,材料的弹性越好,永久形变量越小,灌注出的模型越准确;反之,材料弹性越差,永久形变越大,灌制出的模型越不准确。

国际标准化组织对不同材料的弹性回复率均有 ISO 规定,不同厂家也会给出其产品的相应数值:藻酸盐材料应符合 ISO 1563-1990 标准,弹性回复率应达到至少 95%;聚醚精细印模材料符合 ISO 4823 的 2 型,厂家给出的弹性形变回复率为 98.5%,加成型硅橡胶弹性形变回复率则更高。

弹性回复需要充足的时间。为保证印模的准确性,临床上在印模操作过程中应注意两个"静置":灌模前静置和灌模间静置。前者给从口腔组织倒凹脱出时产生的形变以充足的弹性回复时间;后者给从石膏模型倒凹脱出时产生的形变以充足的弹性回复时间。

2. 机械强度 拉伸强度、硬度等均属于机械强度范畴。在众多指标中,抗撕裂强度和压缩强度对材料的准确性最有意义。

良好的抗撕裂强度可以避免从口腔脱模时印模材料发生断裂,藻酸盐印模材料和水胶体印模材料的抗撕裂强度很低,很容易在脱模时撕裂,影响印模的准确性。

但抗撕裂强度也不是越大越好,当材料进入牙齿间隙时,抗撕裂强度过大会造成脱模困难,增加患者痛苦。曾经被应用的聚硫橡胶就存在抗撕裂强度过大的问题,目前已经不再应用;聚醚橡胶的抗撕裂强度也较低,硅橡胶材料的抗撕裂强度相对适中。

足够的压缩强度对于印模材料是非常必要的,可以防止印模在灌注模型的过程中发生永久形变,避免造成模型的不准确。

3. 稳定性　此处的稳定性指尺寸稳定性,即印模材料在非外力作用下形态和体积的变化。

首先是聚合收缩的问题。无论哪种印模材料,在最终的聚合固化过程中均存在固化收缩,这通常是由聚合反应过程中的交联作用所导致的。

通常情况下,取模后材料会向托盘方向收缩,造成印模空间大于实际组织空间(图 3-1)。

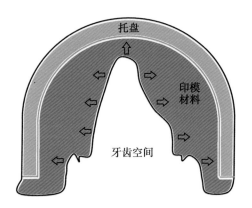

图 3-1　印模材料向托盘方向聚合收缩导致空间增大

不同材料的固化收缩不同。在弹性印模材料中,硅橡胶印模材料在固化过程中基本没有低分子物质放出,固化收缩率仅有约 0.05%,较其他类型的印模材料更低。

理想状态下,印模材料凝固以后,在存放及消毒过程中应该没有明显的尺寸变化,或者体积变化很小。在不同时间、环境下,维持尺寸稳定的能力强,才可以保证所灌注模型的准确性,从而更好地反映口腔组织情况。

实际情况是,印模材料从口腔取出后,即使是在室温下静置都有可能发生体积改变,这种体积收缩与材料本身性质直接相关。如加成型硅橡胶 24 小时的尺寸变化率为 0.1%,聚醚橡胶 24 小时则收缩 0.3%;而藻酸盐印模材静置后发生的体积收缩非常巨大,必须在取模后 15 分钟内完成灌注,否则会产生非常严重的收缩变形,放置越久收缩越明显,甚至会出现收缩裂隙。

在临床制取印模送到技工室进行灌注时,必须严格遵照产品说明上注明的模型灌制推荐时间。

温度下降和湿度变化更可能造成印模材料的体积收缩,这会影响到灌制模型的精度。聚醚橡胶对温度和湿度较为敏感,硅橡胶材料则较为稳定,这个性质对于印模材料的消毒非常重要。

口腔是有菌环境。印模材料直接接触口腔组织、唾液甚至血液,表面会附着多种微生物,忽视印模材料的消毒问题会造成修复工作团队与患者之间的交叉感染。

目前并没有针对所有印模材料通用的消毒方法。文献报道流水冲洗可去除的微生物量在 40% ~90% 不等,最有效的消毒方式是流动水冲洗后,将印模材料在消毒液中浸泡;如果不能进行浸泡消毒,可以选择消毒喷雾。常用的消毒液包括含氯溶液(如 5.25% NaClO 溶液)、醛类溶液(如戊二醛)、1% 碘伏等。

无论采取哪种消毒方式,印模材料都必然面对因湿度变化造成的吸水膨胀问题。不同印模材料对消毒浸泡有着不同的敏感性,生产厂商会给出印模材料的建议消毒方法以供临床参考,也有与产品相配套的专用消毒产品出售以供临床选择。

从吸水膨胀性来讲,聚醚橡胶吸水膨胀较为明显,加成型硅橡胶最为稳定,尺寸基本不受消毒浸泡的影响。

美国牙医协会(ADA)建议:对于聚硫橡胶和硅橡胶,采用戊二醛基质的消毒液浸泡 30 分钟;对于不可逆水胶体印模材(如藻酸盐)和聚醚橡胶则只能使用含氯化合物喷雾消毒,不能采用更有效的浸泡消毒。

二、精确性

印模材料的精确性指精确复制表面细节并再现的能力。

如果说准确性是一个合格印模的基本要素,精确性就是检验印模材料是否优秀的重要指标。

精确性良好的印模材料灌制出的工作模型表面光滑连续、无孔隙、无气泡,表面细节特征清晰;精确性不足的印模材料灌制出的工作模型则可能存在不连续、表面细节特征不清晰等问题。

多种因素影响印模材料的精确性。

1. 流动性 流动性是指印模材料在塑型前的黏度或者稠度。

改变印模材料中填料添加的量可以获得不同的黏稠度,继而获得不同等级的流动性。

以硅橡胶印模材料为例,按其黏稠度可以分为不同种类:Putty 为油泥型,流动性最低;Heavybody 具有高黏稠度和低流动性;Monobody 黏稠度和流动性均为中等;Regularbody 和 Lightbody 黏稠度最低,流动性最高。

流动性越高的印模材料,越容易获得精确的印模效果;流动性越低的印模材料,越不容易获得精确的印模效果。因此,在需要高精确性的印模部位,应采用较高流动性的印模材料。

当然,在制取印模过程中,也不是高流动性印模材料应用越多越好。高流动性印模材料的聚合收缩通常较高,应用量过大反而会造成印模的准确性降低。

2. 流变性　流变性指印模材料在外力作用下变形和流动的能力,即材料在压力下的流动性。

良好的流变性可以保证印模材料在轻微压力下流至各个细微部位,获得清晰的印模,同时又不至于令软组织变形。流变性越好,取模时需要的印模压力越小,使口腔软组织结构产生的变形量越小,灌制出的模型也就越精确。

前述流动性不同的印模材料,其流变性也必然不同,搭配使用就形成了双相印模。在众多取模方法中,双相印模最利于体现材料本身的流变性,精确性更优越,是推荐采用的方法。

3. 亲水性　亲水性顾名思义,是指材料与水的亲和能力,其实际体现的是印模材料在湿环境下的流动性。也可以体现水性液体在印模材料表面润湿的能力。

口腔组织处于潮湿环境,牙齿表面(特别是牙颈部)、龈下以及黏膜表面均有液体附着。良好的亲水性,可以使印模材料在固化前充分扩展到这些部位,从而保证印模的完整性和精确性。

良好的亲水性同时也使材料在固化后更容易被水性石膏材料充盈,从而保证模型的完整性和精确性。

藻酸盐印模材料和水胶体印模材料的亲水性非常好,但由于其他性能不佳,已经不是制取精细印模的首选材料。早期橡胶类精细印模材料都存在亲水性不足的问题,如何改进材料的亲水性一直是针对印模材料研究的重点内容。

印模材料亲水性的优劣可以用表面润湿性来评价。表面浸润性即液体在印模材料表面扩散的趋势,其具体评价指标包括静态接触角和动态接触角。

静态接触角最为常用。静态接触角越大,印模材料的润湿性越差,亲水性也越差,即越疏水(图 3-2 ~ 3-4)。

举例来说,水在固化后聚醚材料上的静态接触角为 49.3°,而早期的硅橡胶的静态接触角曾高达 98.2°,二者相比显然聚醚橡胶印模材料更为亲水。

近年来加成型硅橡胶不断改进,其中一个重要改良就是添加表面活性剂或

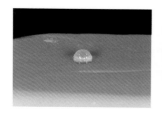
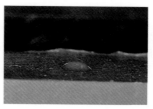
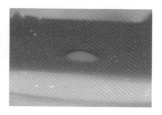

图 3-2　早期硅橡胶材料较大的接触角,不良的亲水性

图 3-3　聚醚橡胶较小的接触角,优良的亲水性

图 3-4　加成型硅橡胶很小的接触角,优异的亲水性

润湿剂,目前质量较好的加成型硅橡胶材料的亲水性已经获得很大改善,有些材料甚至超过了聚醚橡胶。

三、易用性

印模材料的易用性指易于使用的特性。

对医师而言,易用性意味着印模材料使用过程简便快捷,最终容易取得良好的效果;对患者而言,易用性则更侧重于材料在使用过程中的主观感受,即是否舒适易于接受。

很多因素影响印模材料的易用性。

1. 硬度　印模材料固化前的硬度小,医师操作舒适,患者感觉也会比较舒适,同时对软硬组织的压力较小,容易保证印模的准确性和精确性;如果印模材料固化前的硬度较大,医师操作会相对困难,也有可能对软硬组织造成过大压力,影响印模的准确性和精确性。

因此,固化前具有略软的硬度,是印模材料具有较佳易用性的一个方面。

印模材料固化后,如果硬度仍然较小,则脱位比较容易,患者和医师的感觉都比较舒适;但如果印模材料硬度过小,在印模从口腔组织取出的过程中就比较容易发生比较大的变形,这样回复到准确尺寸的难度就会比较大,因此可能会影响到准确性,影响修复体的质量。如果印模材料固化后的硬度过大,患者感觉也会不太舒适,甚至会发生脱模困难,极端情况下可能出现托盘卡在患者口腔倒凹内无法取出的情况,增加患者的痛苦。

因此,固化后具有适中的硬度是印模材料具有较佳易用性的另一方面。

2. 强度　此处的强度主要指印模材料的抗撕裂强度。前文已提到,材料的抗撕裂强度过小,会在取出的过程中发生断裂或撕裂。当然,抗撕裂强度也没有必要过大。当牙间隙较大时,制取印模前应对其进行填塞,以避免印模材料进入(图 3-5)。

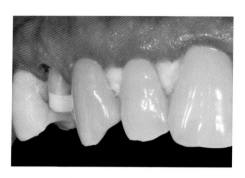

图3-5 制取印模前填塞明显的牙间隙

对于已经进入间隙内并固化的印模材料,如果其具有过大的抗撕裂强度就会加重脱模困难,增加患者的痛苦。因此,从易用性角度讲,印模材料的抗撕裂强度只要足够避免撕裂失败即可。

3. 固化时间 藻酸盐印模材料为粉、液二组分调配固化,目前的精细印模材料也多为双组分调配固化,从调制开始到成为固体的这段时间为印模材料的固化时间。

不同材料由于成分不同,其固化时间也存在差别;即使同类的印模材料,不同品牌固化时间也可能不同,比如聚醚橡胶固化时间是 5 分钟,同为硅橡胶类印模材料,Express 亲水加成型硅橡胶凝固时间仍然为 5 分钟,而 Honigum 加成型硅橡胶凝固时间则为约 3 分 30 秒。

如果没有达到应有的固化时间就提前将印模脱位,印模材料未达到最佳的物理性能,就会大大影响印模的准确性和精确性。这种情况下的变形有时肉眼可以直接观察到,很多时候是不易察觉的,只有在试戴修复体时才能感受到问题的存在。因此必须仔细阅读所使用的材料的说明书,严格遵守固化时间。

临床上应用定时器控制固化时间是非常有必要的(图 3-6)。

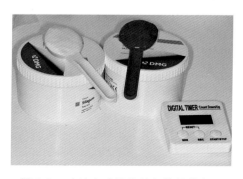

图3-6 采用定时器控制印模材料在口内的固化时间是非常必要的

　　调拌时催化剂的用量、固化环境的温度及湿度也会对固化时间产生影响，应严格按照产品说明使用。

　　固化时间过短，会给医师临床操作带来困难；而固化时间过长，就会增加托盘在患者口内停留的时间，增加患者的痛苦，也增加因取印模过程中微动度影响准确性和精确性的风险。

　　因此，在满足医师临床操作需求的前提下，固化时间较短的印模材料易用性更佳。

　　4. 味道　这主要是从患者感受的角度出发对印模材料进行评价。

　　藻酸盐类印模材料通常具有比较清新的水果味道，患者通常比较容易接受；聚硫橡胶印模材料，由于含有-SH 基团，会散发出类似天然气的味道，患者的接受度非常差，临床使用时很难取得患者良好的配合；聚醚橡胶具有特殊的"苦杏仁味道"，对于很多患者来说也存在一定的不适感；加成型硅橡胶通常是没有味道的。

　　易用性良好的印模材料味道应该是良好的，利于患者接受的，或者是没有味道的。

四、常见印模材料的特性

　　以下根据前述选择印模材料的三个方面，对常见的印模材料分别加以介绍。

　　1. 藻酸盐印模材料　藻酸盐印模材料提取自海洋植物的海藻酸，曾经是弹性印模材料中临床应用最为广泛的一类，目前建议可用于固定修复中对颌模型、研究模型以及活动修复中局部义齿、总义齿模型的制取。

　　ISO 标准规定藻酸盐印模材料永久形变应小于 5%，压缩强度不低于 0.35MPa，并规定压应变不小于 5% 且不大于 20%。根据这组数据可发现，藻酸盐印模材料的准确性要求并不是很高。

　　研究表明，当其从倒凹中脱出时，压缩应变最高可能达到 10%，永久形变可达到 1.5%。

　　在临床取模脱位时，应注意尽量快速，可以使材料受压缩的时间尽量缩短并轻微提高其抗撕裂强度，少量补偿准确性。

　　在尺寸稳定性方面，藻酸盐属于水胶体弹性印模材料，含大量水分，储存在空气中会失水发生收缩，严重的甚至会导致印模材料断裂；如果储存在水中则会发生吸水膨胀，甚至渗润。无论哪种情况，均会严重影响印模的准确性。

　　因此，藻酸盐印模材料取模后很难完好保存，应在 15 分钟之内进行模型灌注;如果不能及时灌注,应保存在100%湿度下。

目前也有一些改良型产品,有相关数据表明其尺寸稳定性可保证在密封的塑料袋内放置5天。

戊二醛、甲醛、次氯酸钠、碘伏浸泡均会使藻酸盐印模材料发生变形,鉴于材料本身的水胶体性质,推荐采用喷雾消毒的方式。

藻酸盐印模材料在溶胶状态时具有良好的流动性,可以流动至口腔组织的细微部位;同时非常亲水,有着很好的细节再现性,与石膏材料匹配性很好。

藻酸盐印模材料为粉、水二组分按比例调拌使用,硬度适中,临床工作时间在3~5分钟,口内凝固时间在2~3分钟,使用方便,患者也很容易接受。使用时应注意严格遵照产品说明推荐的水粉比及水温,否则可能影响工作时间,并进一步降低印模的准确性;水量过多还可能导致材料黏稠度过低,影响材料强度,也会引起患者咽部的不适感。

总之,尽管藻酸盐印模材料有着可接受的精确性和易用性,但准确性不能达到很高标准,因此不能用于冠、桥、贴面、嵌体等精细固定修复体印模的制取;对于对咬合控制要求非常严格的复杂病例,即使是对颌印模也不应采用藻酸盐印模材料。

2. 聚硫橡胶印模材料　聚硫橡胶印模材料为三大类弹性体印模材料之一,曾被广泛应用于各类印模的制取。

聚硫橡胶印模材料多为双糊剂组分,基质糊剂中含有侧链巯基(-SH),催化糊剂中含有过氧化铅。

聚硫橡胶印模材料的弹性较低,在弹性体印模材料中最倾向于发生永久形变;具有很高的抗撕裂强度,在从倒凹区中脱出时,较其他弹性体印模材料(硅橡胶及聚醚橡胶)更不容易被撕裂。

尺寸稳定性方面,聚硫橡胶印模材料存在固化收缩,24小时体积收缩0.4%,虽然并非弹性体印模材料中最高,但也需要在取模之后的1小时内灌注模型。

喷雾消毒、浸泡消毒均对聚硫橡胶的稳定性没有影响。研究表明浸泡消毒30分钟内各类消毒剂之间也未发现明显差别。

聚硫橡胶印模材料的流动性较好,表面细节再现能力强。其基质糊剂根据流动性不同可分为高、中、低黏度三个等级。临床使用时可将高、低黏度糊剂结合或仅使用中等黏度材料,建议取模时采用个别托盘。

聚硫橡胶印模材料表面润湿性较低,亲水性不佳,固化后静态接触角为82.1°。

聚橡硫胶印模材料的硬度在弹性体印模材料中最低。取模操作时的工作时间充裕,约 5~7 分钟,但其固化时间也最长,需要 10~12 分钟。材料在调拌 10 分钟后弹性和强度才会迅速提高,故要求材料置入口内后应保持相对稳定。室温和湿度的变化都会引起其工作时间和固化时间的明显改变。另外由于基质糊剂含有巯基,会有类似天然气气味;过氧化铅反应后生成的氧化铅也会使服装着色。这些性能都大大降低了临床操作的简便性和患者的接受度。

尽管聚硫橡胶印模材料在精确性方面表现出色,但其较大的永久形变和易用性方面的缺陷无法令人满意,限制了材料的应用,目前已基本不在临床上被应用。

3. 聚醚橡胶印模材料 聚醚橡胶印模材料于 20 世纪 60 年代首先在德国应用,是一种专门为口腔学科研发的材料。

聚醚橡胶印模材料弹性,介于聚硫橡胶与硅橡胶材料之间,弹性回复率平均值为 98.5%;抗撕裂强度较低,取模过程中容易发生断裂,硬度在弹性体印模材料中最高,压缩强度良好,灌注模型时产生的形变小。

尺寸稳定性方面,聚醚橡胶印模材料一般储存比较稳定,24 小时体积变化约 0.3%。但温度变化会引起聚醚橡胶印模的尺寸微小变化,湿度变化时则会发生吸水,过度吸水后发生膨胀,严重影响印模的准确性。

所以聚醚印模材料取模后,应放在干燥处,特别注意避免与藻酸盐印模材料一起密闭放置。有些医师习惯工作印模采用聚醚橡胶制取,对颌印模采用藻酸盐印模材料制取,制取后一起放在塑料袋中保存,等待灌制,这是非常错误的做法,会导致藻酸盐印模脱水、聚醚橡胶印模吸水,两者准确性都迅速降低。

由于聚醚橡胶印模材料具有吸水的特性,建议采用喷雾消毒,或按照产品说明严格控制消毒剂种类及浸泡时间。

聚醚橡胶印模材料属于低黏稠度材料,流动性通常较好。聚醚印模材料也有不同流动性的剂型区别,制取双相印模可以达到更好的精确性效果。

聚醚橡胶印模材料具有优良的亲水性,水在固化后的聚醚橡胶表面静态接触角为 49.3°,表面细节再现能力强。

聚醚橡胶印模材料通常为机混系统调拌(图 3-7),流动性较高的材料则为枪式混合(图 3-8),可避免混合不充分和混入气泡。

固化后聚醚材料的硬度很高,如果进入较大倒凹中可能会比较难以取出,因此需要在制取印模前对过大的倒凹进行填塞,以免增加患者的不适感和医师的操作难度。

聚醚橡胶印模材料的固化时间为 5 分钟,明显短于聚硫橡胶印模材料,患者接受度比较高。因其有苦杏仁味道,也有一些患者反映存在不适感。

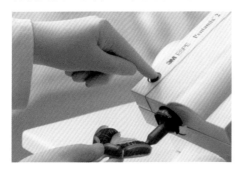

图 3-7 机混调拌的聚醚橡胶印模材料

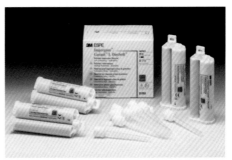

图 3-8 枪混调拌的高流动性聚醚橡胶印模材料

总之,聚醚橡胶印模材料具有良好的精确性、较好的易用性,在严格控制使用和贮存条件的前提下也具有很好的准确性,因此获得了很多医生的认可。

4. 硅橡胶印模材料 硅橡胶印模材料根据其聚合机制的不同可分为两大类:缩聚型硅橡胶印模材料及加成型硅橡胶印模材料。二者具有不同的性质和特点。

(1) 缩聚型硅橡胶印模材料:缩聚型硅橡胶印模材料是比较早期出现的硅橡胶印模材料,其弹性良好,抗撕裂强度略低,约为 1~2MPa,永久形变小于聚硫橡胶及聚醚橡胶。

但在尺寸稳定性方面,由于缩聚型硅橡胶印模材料的副反应产物是乙醇,挥发后会导致材料的固化收缩。其固化收缩率在弹性体印模材料中是最高的,一般发生在固化后 1 小时内。所以对于缩聚型硅橡胶印模材料,必须在取模后 1 小时内灌注模型,否则就会严重影响印模的准确性。

消毒对材料影响不大,缩聚型硅橡胶材料在大多数消毒剂中浸泡很长时间也不会受影响。

前文也提到过,硅橡胶印模材料的黏稠度选择较多,分为高、中、低和油泥型,在双相印模中结合使用可以充分发挥材料的流变性,达到很好的表面细节再现。

缩聚型硅橡胶的双组分黏稠度梯度跨越较大,混合时应该注意操作,尽量达到混合均匀。

缩聚型硅橡胶印模材料是疏水性材料,在取模时需要注意目标区域的干燥,保证没有唾液、血液的浸润;灌注模型时有条件的话最好使用表面活性剂。

缩聚型硅橡胶印模材料的硬度适中,固化过程由硅酸四乙酯激活,一般情况下其固化时间约 4 至 5 分钟。当其混合不均匀或硅酸四乙酯受到水汽污染时,固化时间就会不稳定,从而降低可操作性。患者对于硅橡胶类印模材料一般没有接受上的困难。

缩聚型硅橡胶通常价格较低,同时具有良好的精确性和易用性,但由于其固化收缩的影响,准确性可能发生较大变化,使用时需要严格控制灌模时间。

目前缩聚型硅橡胶通常不用于工作模型的制取,而是应用于制作硅橡胶导板、临时冠印模制取等治疗过程之中。

（2）加成型硅橡胶印模材料:加成型硅橡胶印模材料基本性质与缩聚型硅橡胶类似,有着良好的弹性回复能力、抗撕裂强度适中,且基本不受消毒过程影响。

加成型硅橡胶印模材料固化过程没有副反应产物,所以最突出的优点是具有良好的尺寸稳定性,其固化收缩率约 0.05%,24 小时尺寸变化仅为 0.1%,对储存条件要求低,较长期的储存过程中基本没有形变,并且可多次灌注模型,印模的准确性在弹性体印模材料中最好。

同缩聚型硅橡胶类似,加成型硅橡胶印模材料也有不同黏稠度的多种剂型,其中很多也采用机混或枪混的形式,比手工混合更容易达到混合均匀的要求。

加成型硅橡胶印模材料的流变性突出,即在压力下流动性很好,表面细节再现能力强,能够适应多种印模方式的要求。

加成型硅橡胶印模材料曾经是弹性体印模材料中最为疏水的一类,其静态接触角曾高达到 98.2°,故制取印模和灌注模型时需要严格注意唾液、血液和水的控制。

目前市场上的加成型硅橡胶多为改良类产品,加入了表面活性剂或润湿剂,大大改善了亲水性,目前很多加成型硅橡胶印模材料的亲水性已经与聚醚橡胶材料相当甚至更高,这也进一步提高了这种印模材料的精确性。

加成型硅橡胶印模材料的硬度适中,固化过程十分稳定,凝固时间在 3.5~5 分钟,患者接受度很高。

需要注意的是乳胶类及橡皮障中的硫会阻碍材料的聚合反应,临床操作时应注意避免。

综合考虑,加成型硅橡胶印模材料和聚醚橡胶印模材料是目前最常用的两种精细印模材料;其中加成型硅橡胶印模材料在准确性、精确性及易用性三方面均表现出色,特别是良好的尺寸稳定性令其成为目前固定修复首选的印模材料（表 3-1）。

表3-1 聚醚橡胶和加成型硅橡胶性能简要对比

聚醚橡胶	加成型硅橡胶
亲水性好	早期产品亲水性不佳,改良产品亲水性好
表面细节再现能力很强	表面细节再现能力强
空间准确性好	空间准确性很好
储存稳定性欠佳	储存稳定性很好
断裂强度略低	断裂强度中等
硬度大,不易脱模	硬度适中,易脱模
吸水性影响消毒	容易消毒
固化时间5分钟	固化时间3.5~5分钟
苦杏仁味	无味道

第四章　固定修复印模技术

选择合适的托盘和印模材料是制取印模的基础。

根据不同的需要选择适合的托盘,固定修复制取工作模型需选择坚固的不锈钢托盘。

加成型硅橡胶因其较好的物理性能和临床操作便利性,是制取工作印模的首选材料。

印模制取方法有一次印模法和二次印模法,根据修复体的部位、修复体的种类、患者口腔内的情况合理选择印模方法,有助于提高修复体的质量。

双相一次印模法是临床应用最广泛的印模方法;改良双相二次印模法由于操作简便,已在临床中广泛应用。

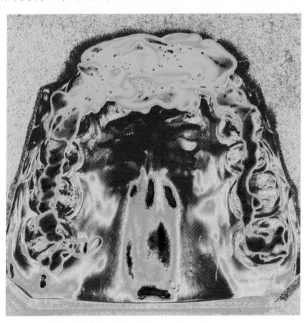

一、固定修复的印模材料选择

固定修复印模包括工作印模和非工作印模。工作印模是用来制作修复体的印模,是固定修复中非常重要的临床操作步骤。

工作印模要求能准确地反映预备体的位置,预备体的形态、表面特征及细节,最重要的是能够形成"软硬组织分离的界限",即在预备体的龈沟内形成连续、清晰的飞边,确保印模灌制成模型后形成可以明确确定的边缘(图4-1、4-2)。这要求我们在保证良好排龈的条件下,使用合适的印模材料、选择适当的印模制取方法来获得。

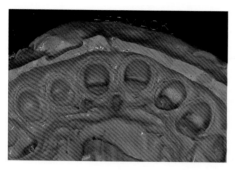
图4-1 印模:形成良好的飞边

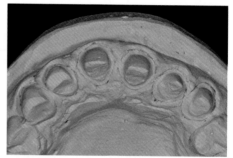
图4-2 灌制模型后有较好的软硬组织分离的界限

在固定修复中要解决如何选择印模材料的问题,首先需要了解临床工作中需要什么样的印模材料。根据上一章节的内容,我们知道好的印模材料应该具备优秀的准确性和精确性,以及良好的易用性,其中主要包括以下性能:

(1)硬固后具有良好的尺寸稳定性、较低的变形率;

(2)能够根据不同的需要拥有不同的流动性及流变性;

(3)良好的亲水性;

(4)具有适宜的固化时间、硬度和抗撕裂强度;

(5)具有芳香味道,或者无味,无不良气味;

(6)能够使用简单的方法进行消毒;

(7)方便储存及运送。

根据第三章内容的介绍,藻酸盐印模材料因准确性较差目前已经不被用于固定义齿工作印模,即使是非工作印模,如果对咬合要求比较精确,也不建议采用藻酸盐印模材料制取。只有对于非常简单的修复病例，非工作印模才可以考虑采用藻酸盐印模材料制取。

聚硫橡胶、聚醚橡胶、缩聚型硅橡胶、加成型硅橡胶均能够提供较好的精确性。不同的材料硬固后有不同的收缩率，相同材料在填料比例不同的情况下流动性和收缩率也不相同。一般来讲，填料越少，印模材流动性越大，硬固时的收缩率也越大，这些变化会影响印模的精确性，使灌制的石膏模型大于实际预备体，影响修复体的密合性。

从研究数据来看，加成型硅橡胶和聚醚橡胶的收缩率最小，缩聚型硅橡胶的收缩率最大，因此加成型硅橡胶和聚醚橡胶材料能够提供更好的精确性。

从亲水性上来讲，聚硫橡胶和缩聚型硅橡胶是疏水性的，在制取印模时需要保证预备体的干燥。聚醚橡胶和经过改良的加成型硅橡胶都具有较好的亲水性。

从患者的舒适度上来讲，聚硫橡胶聚合需要较长时间，影响了患者的感受；聚醚橡胶固化需要 5 分钟时间，很多加成型硅橡胶只需要 3.5 分钟，患者感受相对更舒适；另外，加成型硅橡胶无味，而聚醚橡胶有苦杏仁味，聚硫橡胶还有硫的刺激味道。因此，在舒适度方面，加成型硅橡胶优于其他材料。

在临床工作中，从患者口腔中取出印模的过程一定会造成印模材料的变形，有时还会导致材料的断裂。这要求印模材料有一定的抗撕裂强度，还要具有较好的弹性，聚醚橡胶和加成型硅橡胶材料在这些方面的性能比较好。

聚醚橡胶在潮湿的环境中会吸水膨胀，这会影响印模制取后的储存和消毒，而缩聚型硅橡胶材料储存过程中会有收缩，加成型硅橡胶储存过程中几乎没有尺寸变化，因此，从印模的后期处理来看，加成型硅橡胶优于其他材料。

综上所述，临床工作中，笔者推荐使用加成型硅橡胶作为制取固定义齿工作印模的首选材料。

二、固定修复的印模托盘选择

临床修复用成品托盘有很多种，从材料上看有铝制托盘、塑料制托盘、不锈钢托盘等等；从形态上看有有孔托盘和无孔托盘，根据托盘的覆盖范围有局部托盘和全牙列托盘，还可以根据临床需要制作个别托盘。应根据临床需要选择适宜的托盘(图4-3)。

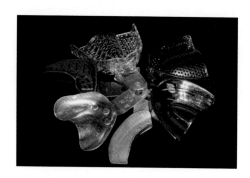

图 4-3 临床中的各种成品托盘

铝制托盘材料强度不足,不能为印模材料提供强力的支持,容易发生变形,在固定修复中已经被淘汰。

塑料托盘有完全是塑料制成,也有内芯增加金属网加强的。对于固定修复来讲,如果塑料托盘的强度不足,可能发生变形的话,就不建议应用于固定修复。

局部托盘只能制取单颌部分牙齿的印模,常用来制作暂时冠时使用,由于制取的牙列不完全,可能造成模型咬合不稳从而影响最终修复体的制作。目前还有能同时进行上下颌印模制取的局部托盘(图 4-4),但因托盘强度较差,不能作为固定义齿修复的托盘使用。即使只进行一颗牙齿的修复,临床中固定修复也应使用全牙列托盘制取全牙列印模。

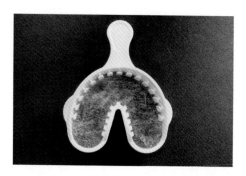

图 4-4 能同时制取上下颌印模的塑料托盘

目前市场上有一种高强度的"塑钢"托盘,实际上也是塑料制成,但其强度有了很大的改进,发生变形的风险很小。这种托盘的优点是可进行磨切,在临床中制取开窗式种植印模时较方便(图 4-5、4-6)。

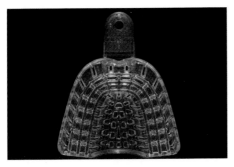 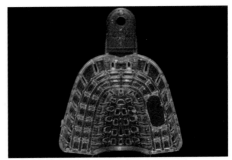

图4-5　高强度塑料托盘　　　　　　　图4-6　高强度塑料托盘磨切后,可
　　　　　　　　　　　　　　　　　方便地用于制取种植开窗印模

　　不锈钢托盘由于具有很高的强度,不易变形,是制取固定修复印模首选的
成品托盘,它包括有孔托盘和无孔托盘两大类(图4-7、4-8)。

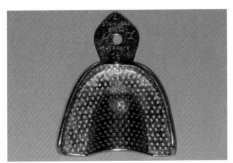 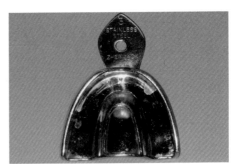

图4-7　有孔不锈钢托盘　　　　　　　图4-8　无孔不锈钢托盘

　　传统托盘都是有孔托盘,很多临床医师最早接触的不锈钢托盘也是有孔
的,因此习惯于使用有孔托盘制取工作印模。另外很多临床医师认为有孔托盘
的固位面积较大能够有效的固定印模材料,防止脱模。实际情况是,在应用藻
酸盐印模材料或聚醚印模材料时,印模材料能通过托盘上的孔流出形成固位
突,增加印模材料与托盘之间的固位,减少脱模的机会,此时应用有孔不锈钢托
盘确实是最佳选择(图4-9)。但是在使用硅橡胶材料制取印模时,由于硅橡胶
重体材料的流动性较低,材料从托盘的孔中穿过并不能形成能够起到固位作用
的固位突,因此,有孔托盘并不能增加硅橡胶材料在托盘上的固位。甚至会减
低固位效果(图4-10):有孔托盘的设计上除了托盘的边缘设计有卷边,形成倒
凹增加固位外,并没有其他的固位装置,会导致印模在从口腔内脱位时托盘中
间位置印模材料的脱模,而并不易发觉。而无孔托盘在边缘和托盘中间分别有
卷边的设计,增加倒凹,保证了印模材料的固位。当然,如果还想增加印模材料

的固位,还可以在托盘上放置粘结剂(图4-11)。根据笔者的临床经验,加成型硅橡胶材料使用无孔钢托盘能够获得足够的固位,临床中未见脱模的发生。

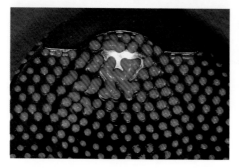

图4-9　藻酸盐印模材与有孔不锈钢托盘之间形成固位突,减少脱模风险

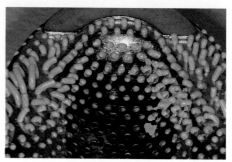

图4-10　加成型硅橡胶与有孔不锈钢托盘之间没有形成固位突,存在脱模风险

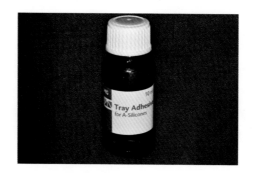

图4-11　托盘粘接剂

另一方面,对于固定修复体来讲,使用无孔不锈钢托盘制取印模能够施加较大的压力于目标牙列上,使精细印模材料更容易受压进入龈沟内,有利于龈沟内精细结构的制取。

综上所述,使用无孔不锈钢托盘、应用加成型硅橡胶印模材料是制取固定义齿工作印模的首选。

三、双相印模技术

精细印模材料根据填料含量的不同而有不同的流动性。高流动性的材料能够深入较细致的部位,细节再现能力强,但抗撕裂强度较差、收缩率较高;低流动性的材料细节再现能力差,但抗撕裂强度较高、收缩率低。因此,在制取印模时要充分利用两种材料的优点,整体使用低流动性的材料提供给印模较高的抗撕裂强度和尺寸稳定性,在需要体现细节的部分使用低流动性的材料。

这种使用两种不同流动性印模材料制取印模的方法统称为双相印模。

(一) 双相一次印模技术

两种不同流动性印模材料同时调拌、同时置入口腔内、同时固化的印模方法,称为双相一次印模技术。

高流动性材料的应用是为了加强印模的精确性,通常被放置在预备体周围;如果预备体在前牙区域,邻牙的唇面也需要充分放置,为修复体的形态塑造奠定基础;另外对于所有牙齿的咬合面,也都需要一定量的高流动性材料,以加强咬合关系的准确性。

在各种印模技术中,双相一次印模技术使用的高流动性材料量相对最少,印模整体的收缩率最小,因此印模准确性最高;两种材料同时硬固,临床操作时间最短,患者舒适度较高;另外一次完成的印模材料消耗也最低,因此是临床最常用的印模制取方法。

但此种方法由于使用高流动性材料较少,有些情况下精确性相对略低。对于需要非常高精确性的情况,可能还需考虑其他印模形式。

以下以加成型硅橡胶为例介绍双相一次印模制取的方法(图 4-12 ~ 4-17)。

a. 首先使用清水冲洗预备体及周围牙齿上的污物、排龈膏、止血剂等,注意避免使用过于强大的水气流冲击牙龈,防止牙龈出血,如果有不易去除的污物等,可先用棉球擦拭,再使用弱水流冲洗。

如果是双线排龈的病例此时需轻轻去除第二根排龈线,取出时应保证龈沟内的湿润,取出后轻轻吹干全部的牙列,预备体使用弱气流仔细吹干,避免唾液、龈沟液、血液的再次污染。如果是前牙修复,对于邻牙的唇面也要仔细吹干,以保证细微结构的制取,为技师制作修复体提供参考。

b. 医师使用混合头将高流动性的材料注入口腔中,重点部位是预备体及其周围,其他部位包括邻牙唇面和咬合面。为避免印模材料不必要的流动,要按照从非重点部位向重点部位的顺序放置印模材料,即先放置其他牙齿的咬合面,然后放置邻牙,最后是预备体。

在预备体周围注射时,要把混合头的细尖放置于预备体的龈沟内,注入印模材料,注意预备体的舌腭侧应最后放置以减少材料流动或舌体运动造成的材料移位,预备体的固位沟、钉洞等有固位装置的特殊位置也需要非常仔细地放置硅橡胶,如有必要可使用螺旋充填器导入印模材料。

c. 医师放置高流动性材料的同时,临床助手调拌低流动性材料并放于托盘内。医师与助手应密切配合,最理想状态是医师放置高流动性材料后,助手即刻把托盘交与医师,使医师可以立刻放置于患者口腔,此时助手按下计时器的开始键,开始计时。

d. 医师手持托盘,垂直于牙列缓慢压入。注意压入过程中完全不能旋转,尽量保持托盘稳定,以免印模变形。对于固定义齿印模,不需要进行边缘整塑,只需稳定等待材料硬固即可。

保证印模稳定最好的方法是使用双手四个手指固定托盘。因为平面的结构是最稳定的。切忌放置棉卷让患者咬合等待硬固,两点的接触会导致托盘在口腔内移动,印模变形。

在等待印模材料硬固的过程中,嘱患者放松颊部组织,避免大张口,防止颊部肌肉组织对托盘的压力造成托盘的移位。

e. 印模材料硬固后,垂直牙列使托盘脱位,避免过于倾斜脱位,防止双印模造成过大侧向压力引起过大弹性变形。如脱位困难可用气枪从印模边缘向印模内吹气,去除大气压力的影响,方便托盘的取出。

托盘脱位时使用手指放置于托盘与对𬌗牙之间,避免脱位时托盘撞击对𬌗牙,给患者带来损伤。

f. 印模制取后要仔细检查印模的质量:修复体的边缘制取清晰,形成连续的边缘飞边,修复体及邻牙的细节得到良好体现,咬合面没有较大的气泡、印模材料没有肉眼可见的移位、变形。印模经过消毒,放置30分钟后方可灌制模型。

印模需使用流水去除血污,如有较大的软组织倒凹,可用手术刀修整,否则会造成模型的脱位困难(图4-18、4-19)。

如印模材料中暴露钢托盘的边缘,需先填蜡,否则会造成该区域石膏的断裂,影响模型的质量。

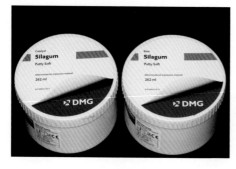

图 4-12 低流动性材料(重体)

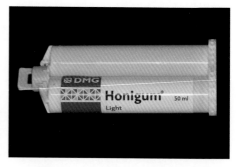

图 4-13 高流动性材料(轻体)

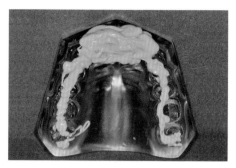

图4-14 医师在牙列上重点部位放置轻体材料

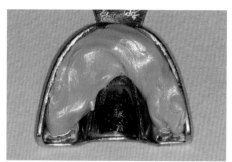

图4-15 助手同时调拌重体材料,放置于托盘上

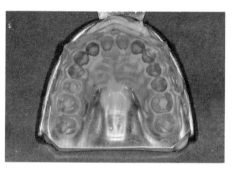

图4-16 两种印模材料紧密结合在一起,同时硬固

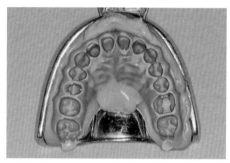

图4-17 双相一次印模完成

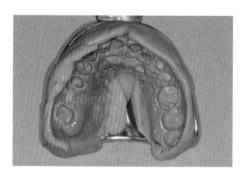

图4-18 印模修整前

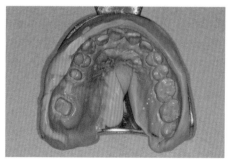

图4-19 印模修整后

（二）双相二次印模技术

先使用低流动性材料制取一个初印模,然后再分别将高流动性材料放置在制取好的初印模和口腔内,再次硬固,该种方法使用的两种材料分两次硬固,称为双相二次印模。

应用这种方法,已固化的初印模对于高流动性材料可以产生较大压力,有利于发挥高流动性印模材料的流变性,因此制取印模的细节复制能力更强,精确性更好;但是由于使用高流动性材料相对较多,变形率相对较大,同双相一次印模相比,其准确性可能有所降低,因此实际操作中需要注意控制高流动性材料占据的空间,尽量不要使其过多。

由于双相二次印模法的托盘需要两次放入患者口腔中,总体操作时间较双相一次印模更长,因此患者的舒适感略低;并且这种印模技术对术者的操作要求也比较高,技术敏感性比较高,因此只有当对印模的精确性要求非常高时,才首选这种印模方法。

还有一种情况,就是当工作单位过多,操作者很难完成双相一次印模时,也可以分两次操作,采用双相二次印模。

另外,在制取贴面修复体的印模时,如果采用双相一次印模有时难以将预备体的唇面细节完全精确复制,为了增加对预备体施加的唇向压力,增加精确性,也应首选双相二次印模。

以下以加成型硅橡胶为例,介绍双相二次印模制取的具体方法和注意事项(图4-20~4-29)。

a. 助手先调拌低流动性材料,放入托盘,医师将其置入口腔中,待硬固后从口腔中取出,形成初印模。在制取初印模时,由于初印模还需要修整,因此医师的手法要求并不严格;放置时间也不需要非常精确,只要印模材料基本硬固即可取出,待其在口腔外完全固化,再进行下一步操作。

可在制取初印模后进行排龈,需要双线排龈的病例也可在制取初印模之后等待材料硬固的时候进行第二根排龈线的压入。

b. 医师对初印模进行修整,这是一个非常关键的步骤。

最重要的是去除所有影响印模重新就位的倒凹部位。如果未能去除所有倒凹,就会在印模重新就位时形成压力变形,而压缩出的空间又被高流动性印模材料占据并硬固,待印模完成脱模后高低流动性印模材料同时回弹,就会造成印模尺寸的变化,影响印模的准确性。这个问题是造成双相二次印模缺陷的最重要原因,临床上需要非常关注。

另外在修整初印模时还应形成排溢道以避免对软组织产生过大压力,整个修整过程较复杂,需要占用较多的临床时间。

c. 使用高流动性的材料在初印模内制取终印模,在制取终印模前对牙齿、预备体进行准备。牙齿及预备体的准备同双相一次印模。

d. 医师需将高流动性印模材料分别放置在初印模内和牙列上。也要按照从相对非重点部位到重点部位的顺序放置,即先放置于初印模内,然后放置于非预备体牙列上,最后为邻牙及预备体。最后再次把初印模置入患者口腔内,使用双手缓慢压入牙列内,稳定固位,按照高流动性印模材料的硬固时间开始计时,待其完全硬固,取出印模。

此时放置的高流动性印模材料较多,在印模内放置时要使混合头尖端接触初印模材料,注入时保证混合头的尖端始终位于印模材料内,不能使混合头尖端悬空于材料之上,避免带入气泡。

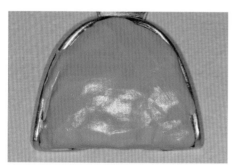

图 4-20 调拌重体材料放置于托盘内

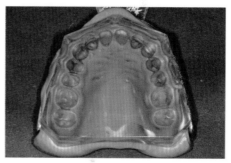

图 4-21 制取初印模

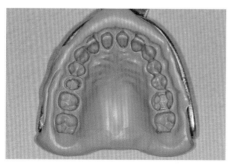

图 4-22 形成初印模

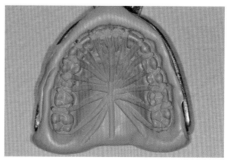

图 4-23 初印模修整

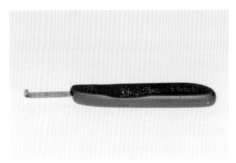

图4-24　硅橡胶刀

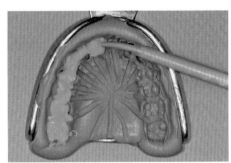

图4-25　放置轻体材料于初印模内

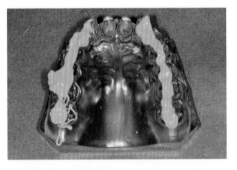

图4-26　放置轻体材料于其他牙列处

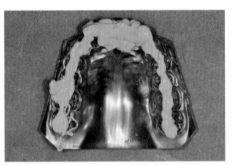

图4-27　放置轻体于预备体及邻牙处

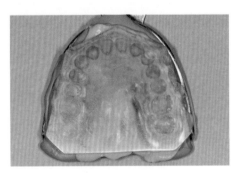

图4-28　制取终印模

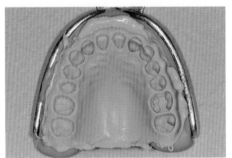

图4-29　双相二次印模完成

（三）改良法双相二次印模技术

在双相二次印模中,占用最多临床时间的可能不是等待印模硬固的时间,而是进行初印模修整的时间。使用相对简便的手段,缩短临床操作时间是改良双相二次印模能够解决的问题。

最常用的改良方法是在制取初印模时使用聚乙烯薄膜。以下介绍改良双相二次印模的制取方法(图4-30~4-37)。

a. 调拌低流动性的印模材料放置于托盘内,在材料上放置一张聚乙烯薄膜,然后放入患者口腔中制取初印模。采用这种方法可以利用聚乙烯薄膜的阻挡自然形成了高流动性材料放置的空间。此时形成的初印模没有牙齿的精细形态,只是一个牙弓的大体形态,类似一个修整后的个别托盘。

b. 初印模制取完成后,仔细观察,有时可以完全不需修整,有时需进行少量修整,即可制取终印模。这种方法可以大大节约临床操作时间。

也可以用这种方法在患者的诊断模型上制取初印模,进行初步修整,做好印模准备,临床上直接进行终印模的制取。

需要注意为终印模预留的空间不宜过大,以免影响印模的准确性。

终印模的制取方法同前。

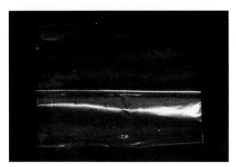

图4-30　聚乙烯薄膜

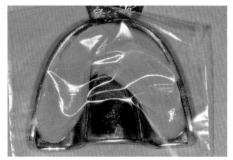

图4-31　放置聚乙烯薄膜于重体上

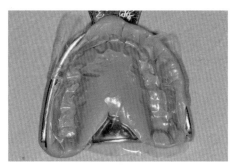

图4-32　形成初印模

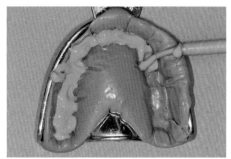

图4-33　放置轻体材料于初印模内

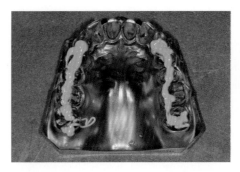

图 4-34 放置轻体材料于其他牙列处

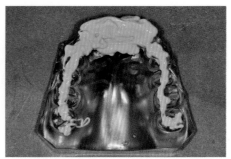

图 4-35 放置轻体于预备体及邻牙处

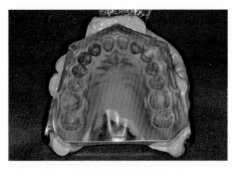

图 4-36 制取终印模

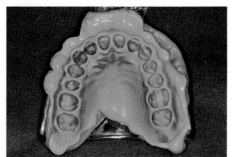

图 4-37 印模完成

四、牙周病患牙固定修复印模的制取

某些牙周病牙龈退缩较多的患者,暴露牙齿间的倒凹,使用双相一次印模法制取印模时,低流动性的材料进入牙齿间的间隙较多,会造成印模脱位困难,印模材料产生不可恢复的形变。使用双相二次印模法制取印模时,高流动性的材料占据倒凹区域内,它的抗撕裂强度较小,脱位时可造成印模材料的断裂缺损,产生不可逆的形变,影响印模的准确性。这两种方法制取的印模灌制的模型都可能有较大的变形(图 4-38～4-41)。

在这种情况下,最基本的方法是在制取印模前使用小棉球、软蜡等材料填塞进牙齿倒凹处,然后再制取印模(图 4-42)。这种方法能够避免出现印模脱位困难及印模材料断裂的问题,但是在灌制出的模型上,牙齿间隙的位置表现为填塞了充填物的状态,不能反映牙齿邻面的形态(图 4-43)。如果该区域为非预备体及邻牙区域,并不影响修复体的制作,如果要求不高可以接受。

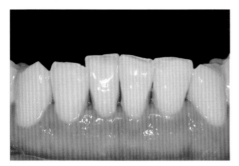

图 4-38　牙周病患者存在较多的牙齿间隙

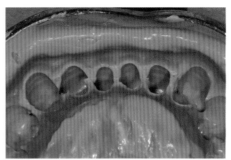

图 4-39　制取的印模断裂,有不可逆的形变,且印模材料不能对位

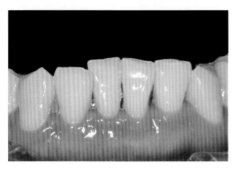

图 4-40　有些印模材料也会残留在患者的牙齿间隙中

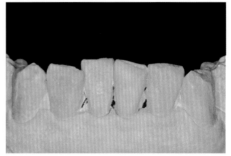

图 4-41　灌制的模型不准确

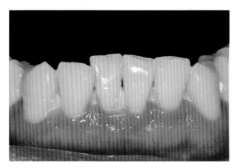

图 4-42　使用小棉卷填塞牙齿间隙

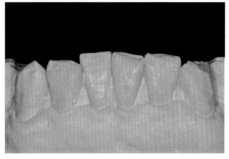

图 4-43　灌制的模型不能反映牙齿邻面的情况

　　对于某些要求较高的病例,需模拟邻牙的牙龈退缩的情况的,填塞的方法并不适用。

　　如果该区域为预备体区域,比如牙龈轻微退缩的患者,进行瓷贴面修复关闭间隙,牙体预备如未打开邻面,这样制取印模不能反映牙齿邻面的边缘及细微结构,此种方法制取的印模就不够理想了。

　　可使用聚乙烯薄片解决这类问题(图4-44～4-47),把聚乙烯薄片修剪成大约1cm×1cm大小,在制取印模前放置于需要制取邻面结构的牙齿邻间隙处,按常规制取印模方法操作即可。

　　这样制取印模并不能避免印模材料的断裂,但可以保证印模材料均被带出,因为有聚乙烯薄片的支持,印模材料能在印模内完整对位,可以反映牙齿邻面的形态,灌制的模型也表现为牙齿分割的状态,有利于修复体制作时的模型分割。

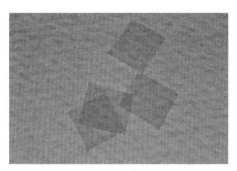

图4-44　修剪好的聚乙烯片

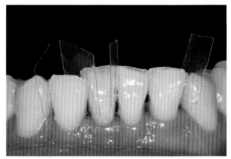

图4-45　放置于邻间隙处,常规准备制取印模

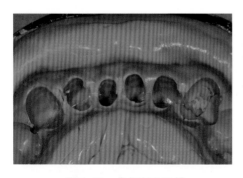

图4-46　常规制取印模

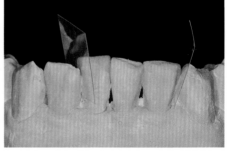

图4-47　灌制的模型

　　还有某些患者牙齿排列严重拥挤,导致某些牙齿移位,比较常见的情况为下颌前磨牙的舌侧移位,此区域形成较大的倒凹,如果使用双相一次印模,低流动性的材料大量进入该倒凹中,势必造成脱位困难,引起印模不可预知的形变。

此时应用改良双相二次印模法可能是较好的选择,利用低流动性材料低抗撕裂强度的性质使局部材料断裂,脱位较容易,印模的变形率较小。此时注意初印模制取后需特别注意倒凹区域的修整,避免该区域影响制取终印模时的再次就位。

第五章 种植修复印模技术

种植修复中,修复体不精密将导致机械或生物学并发症或种植失败。印模过程中很多因素都会影响到印模的精度,为了达到种植体长期成功存留的目的,获得高质量的种植修复印模非常重要。

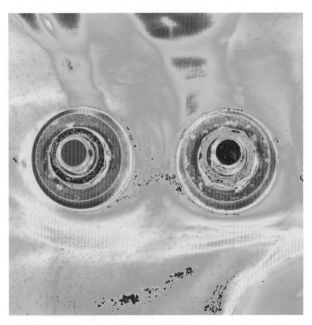

一、种植修复印模的基本概念和基本原则

（一）种植修复印模的特殊性

种植修复体的设计制作需要诸多步骤才能完成,种植修复的各个环节和各个步骤都不同程度地关系到种植修复的成败,制取印模也是其中重要的一个步骤。

种植修复的过程从患者初诊咨询时就已经开始,包括倾听患者的主诉和期望、术前检查、临床条件评价、为患者制定合理的种植修复方案等。修复方式虽然有简有繁、有易有难,但是术前设计是非常重要也是必需的。在进行合理的种植修复设计并经过患者知情同意后才能进入治疗过程,修复实施过程的起点是制取印模。

一个功能良好、美观、耐久的种植修复体的实现需要通过制取印模、灌制模型、切削基台、制作蜡型、包埋铸造、烤瓷等工艺才能完成。只有在上述每个步骤中避免错误、减小误差最终才能达到较为满意的临床效果。

制取合格的印模是这一过程的第一步,如果印模制取不规范、欠清晰、不准确,对修复体制作的影响将是灾难性的。应该认识到印模制取是种植修复成功的重要的决定性因素之一;没有准确合格的印模,制作完成一个合格的种植修复体是不可能的。

因此,种植修复医师应该对种植修复的印模环节给予足够重视和深入的考虑,包括材料器具选择、印模制取方法、印模质量标准等给予足够的关注和重视。

种植修复的印模制取虽然与天然牙修复制取印模有一定的相同之处,但是,和天然牙修复相比,在种植体上部制作修复体对印模也有一些特殊要求。

1. 位置准确性 在天然牙基础上制作修复体,天然牙预备体的位置基本不会发生变位,医师和技师较多关注的是基牙预备体的外形、边缘、肩台的形态、预备体的聚合度、印模和模型存在变形的可能性等,但无需担心基牙旋转或变位等问题。

而种植体支持的修复体是由种植体上方的一到多个机械部件组合、连接、固定而成,修复配件较多,各部件之间多以螺丝固定连接。大多数种植修复是在种植体上部先通过螺丝固定一个金属或氧化锆基台,在基台上再制作完成修复体。这种由多个机械装置"连接组合"而成的修复体,对各个部件之间的加工精度要求很高。制取印模的转移杆就是由通过旋紧的螺丝固定在种植体上的,这些机械连接是否牢靠稳定、印模后是否会变位等问题成为种植修复印模、灌制模型等步骤中需要特别关注的问题。

也就是说,与固定义齿印模非常关注"精确性"有所区别的是,对于种植义

齿"位置的准确性"则是一个更需要注意的最基本问题。

2. 极低的"宽容度" 天然牙上制作联冠或固定桥修复时,是由医师在临床上通过牙体预备在多个预备体之间获得共同就位道,每个预备体在模型上都有一定的间隙剂的空间,确保在临床上达到共同就位。而种植修复,在多个种植体相连修复时需要达到每个种植体上部结构的无应力的被动就位(passive fit),而它们之间都是钢性连接,宽容度很小。每个种植体的位置轴向都必须准确可靠地反映在模型上,技师才能通过平行切削仪找到多个种植体之间的共同就位方向。模型的信息均来自于医师在患者口内制取的印模。

可见成功制取合格印模是种植修复成功的基本条件,而制取一个合格的精准的印模需要考虑诸多影响因素,由于种植修复的多部件组合的构成特点,在很多情况下,需要进行多次、不同层面的印模。如果省略必要的印模步骤或在印模中降低标准,基于这样的"将就"印模制作的种植修复体,必然是一个"将就"的修复体。这类修复体可能就位困难或根本无法就位;或修复体勉强就位但不能达到被动就位,其后果将是种植修复体机械并发症频发、基台螺丝松动、变形、内置金属支架断裂、修复体崩瓷、种植体和基台之间磨损、种植体周围骨吸收、种植体失败脱落甚至种植体折裂等。

如果是这样,过多的修复并发症将成为种植专业医师日益沉重的负担,随着时间的推移,累积效应显现,将令人不堪重负。

因此,在种植修复各个步骤中都需严格按照要求和标准规范实施,不应"将就",而要有所"讲究",尤其制取印模这一种植修复体的关键技术和步骤更要有所考虑。

(二) 种植修复印模原则

1. 印模材料和方法对种植体周围软硬组织和种植体骨结合无不良影响;

2. 印模材料和方法对口内天然牙无不良影响;

3. 清洁操作的原则 种植体愈合基台周围是脆弱的牙龈袖口,所有用于种植体上方的愈合基台、需要与种植体相连的部件均需经高温高压消毒灭菌。口腔是一个有菌环境,种植修复时无需达到无菌要求,但是在每一步操作过程中都要注意清洁原则。

(三) 种植修复合格印模的要求

1. 托盘和印模材料完全覆盖牙列和工作区域,二者紧密附着,印模材料无分离、无撕裂、无剥脱。

2. 印模整体完整清晰,无变形。

3. 牙列咬合面终止于印模材料上,无气泡、无空腔、无缺损。

4. 种植工作区域:转移杆、种植体代型、印模帽、成型塑料等配件型号匹配、连接坚固；在印模材料内复位准确，无缝隙、无动度。

5. 存在天然牙预备体时，印模制取完整清晰，无气泡，肩台边缘连续、清晰、完整，能辨认。

6. 涉及局部义齿和全口义齿修复时制取功能性印模，系带清晰，伸展充分。

二、制取印模前的准备

（一）种植修复印模前的临床检查

1. 复习病历，了解种植体植入的基本情况。由于种植体植入后需要经历3～6个月的骨愈合期才能开始制作修复体，因此，在制取印模前仍需要充分了解患者种植体植入当时的情况和愈合期有无异常情况发生等。

愈合时间须根据具体情况灵活确定，一般非植骨的下颌种植体愈合3～4个月，上颌种植体愈合4～6个月。对于植骨同期植入种植体、上颌窦底提升后植入种植体、上颌窦内提升后植入种植体的宜待种植体愈合满6个月为宜。特殊情况下种植体愈合时限需遵从种植外科医师建议。

2. 了解患者全身状况和过敏史，参考种植手术时的血压监测数值，了解患者全身状况。了解患者的口腔敏感度以及对制取印模过程的耐受度。

3. 拍摄牙片或全口曲面体层片，观察种植体周围骨组织情况，有无异常的骨吸收。

4. 种植体术区的临床检查 种植体愈合基台是否松动、愈合基台周围黏膜健康情况、有无瘘管等异常情况、种植体周围附着龈宽度。

5. 对口内天然牙的检查 松动度、邻牙的轴向和倾斜度、邻牙轴向和种植体轴向之间的关系、口腔内有无修复体等。

6. 口腔健康状况 口腔卫生情况，必要时需先行洁治；口腔黏膜健康状况，有无影响制取印模的黏膜病、有无明显口干表现。

7. 必要的印模前知情同意 当患者口内有其他修复体时、有天然牙或其他种植修复体时、口内天然牙有异常动度时、需要对邻牙或对𬌗牙进行调磨时，均需常规进行知情同意环节，说明操作带来的风险。

8. 对于天然牙龈乳头退缩所致的较明显的牙间隙需要进行填倒凹处理。

（二）种植修复印模托盘的要求和选择

托盘是承载印模材料在口腔内取得印模的器具，制取印模前要按患者牙弓的大小、形状、缺牙区牙槽嵴的高度、缺牙的数目和部位、印模材料的不同来选择托盘。

与固定义齿印模一样,种植义齿印模通常也应选择质地坚固稳定的不锈钢金属托盘,避免由于托盘变形导致印模变形、失败。

如果需要制取开窗式印模,则应为患者制作个别托盘(图5-1),或者采用可拆卸的不锈钢个性化托盘(图5-2),或者应用强度非常大的塑钢托盘进行切割,形成一次性的个别托盘(图5-3、5-4)。

托盘的大小应完全覆盖牙列和种植区域,与牙弓内外侧应有3~4mm间隙,以容纳印模材料,并且不妨碍唇、颊和舌的活动。

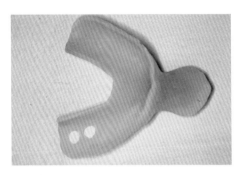

图5-1　光固化的个别托盘

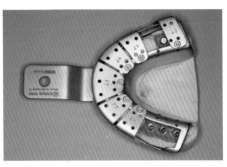

图5-2　成品可拆卸不锈钢个性化托盘

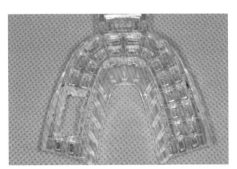

图5-3　切割后的塑钢托盘

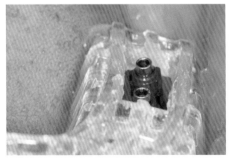

图5-4　制取开窗式印模前试托盘

三、种植印模材料和基本方法

与固定义齿印模相同,目前临床常用制取种植修复工作印模的材料同样为加成型硅橡胶和聚醚橡胶。采用聚醚橡胶可采用单相一次印模技术,如采用加成型硅橡胶则仍应采用双相一次印模技术。

　　1. 聚醚橡胶单相一次印模技术　如果采用聚醚橡胶,因其流动性很好,因此可以采用单相一次印模法进行操作,也就是在重点部位注射与托盘内性质相同的印模材料,仅以一种印模材料完成印模制取(图5-5~5-12)。

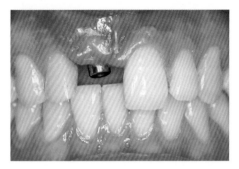

图5-5　种植修复取模前检查

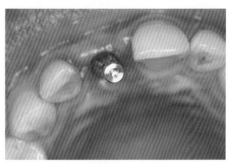

图5-6　种植体上连接转移杆

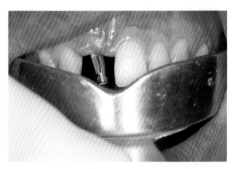

图5-7　选择托盘

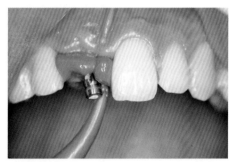

图5-8　转移杆周围注入聚醚橡胶印模材料

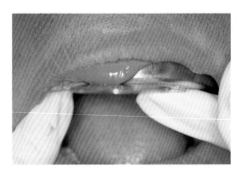

图5-9　托盘于口内就位,保持稳定

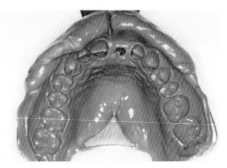

图5-10　单相一次印模制取完成

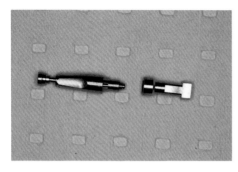

图 5-11 转移杆和种植体带型固定

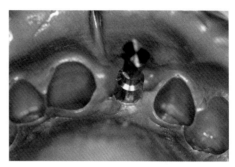

图 5-12 转移杆-带型复位到印模内

2. 加成硅橡胶双相一次印模技术 加成型硅橡胶是目前种植修复临床最为常用的印模材料。由于种植体印模制取配件结构复杂、数量较多,都需要印模材料非常有效的包裹固定,因此建议采用流动性较好的机混型加成型硅橡胶,才能比较方便的操作。

虽然在种植工作区域最需要体现精确性的部分都由专用配件进行转移,但机混型硅橡胶的流动性仍然有限,如果仅采用单相印模有时不能将牙龈形态等精细部位形态完全复制清晰(图 5-13)。为了保证印模的精确性,因此仍然建议采用双相印模技术。

由于种植印模多涉及很多辅助配件,如果采用二次印模一方面难度很大,增加工作量,另一方面会造成高流动性精细印模材料应用过多,有可能影响印模的准确性。因此,采用双相一次印模技术是最佳选择。

在采用硅橡胶印模材料制取种植印模时,需要注意终印模材料的应用范围和用量。在牙列的咬合面、邻牙的唇面和邻面的应用方法与固定义齿印模相同;在工作区域,需要应用终印模,但仅在转移杆等配件的颈部应少量应用,其目的只是精确再现牙龈部位的形态(图 5-14),而不是将转移杆和转移帽等配件都用终印模包裹,否则可能会对印模的准确性造成不良影响。

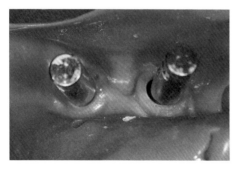

图 5-13 采用单相一次印模技术制取的印模精确性欠佳

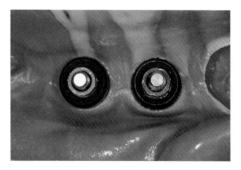

图 5-14 采用双相一次印模获得精确性非常好的印模效果

四、常用种植修复印模的种类和制取方法

1. 基台水平制取印模   基台水平制取印模是最简便的印模方式,也是最简单的修复方式。

当种植修复的临床条件满足实心基台等标准基台的应用条件时,选择适合型号的标准基台直接固位于种植体上,基台就相当于固定修复的基牙,将基台印模装置稳定就位于基台上,通过制取印模直接在其上部制作修复体(图5-15、5-16)。

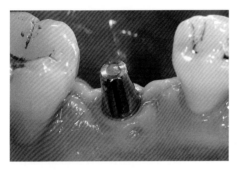 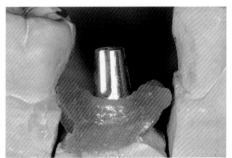

图5-15   口内安放标准实心基台   图5-16   完成的基台水平模型

这种形式制取印模较常规固定义齿更简单,由于与种植体及基台外形相匹配的转移帽等配件可以很好地转移边缘形态,因此即使边缘位于龈下,也无需排龈处理。安放转移帽后直接进行印模制取,之后在转移帽中插入基台代型;喷洒分离剂后,再在转移杆颈部注射人工牙龈,即可进行印模灌制(图5-17~5-22)。

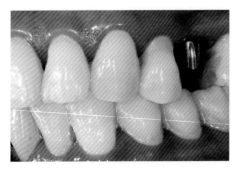 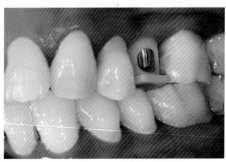

图5-17   安放标准实心基台   图5-18   安放转移帽

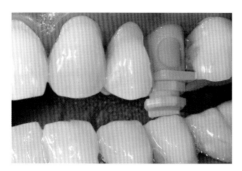

图 5-19　安放转移帽

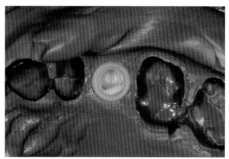

图 5-20　制取印模,转移帽被转移到印模中

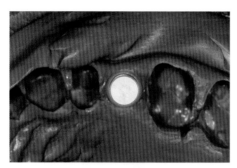

图 5-21　安放基台代型

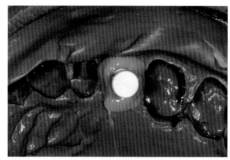

图 5-22　注射人工牙龈

2. 种植体水平制取印模　当临床上不能直接选择适当的标准基台直接安放时,或者考虑制作较为复杂的上部结构时,就需要制取种植体水平印模。

制取种植体水平印模时,旋下愈合基台后需对牙龈袖口的愈合和健康情况进行检查、冲洗后安放转移杆。根据不同种植体系统防旋转结构和装置不同,确保转移杆完全就位,必要时拍牙片确认转移杆就位情况。

种植体水平印模反映的是种植体与周围软硬组织的相对关系,医师可以在模型上仔细选择基台,技师可以在模型上对基台进行调整(图 5-23、5-24)。制取种植体水平印模分为闭窗印模法和开窗印模法两种。

(1) 闭窗印模法种植体水平印模:对于个别牙修复等难度较小的病例,可选择闭窗印模法制取种植体水平印模,即在种植体上连接转移杆或转移帽等装置,采用常规托盘制取印模,脱模后将转移杆和种植体代型旋紧结合,重新插入印模中,注射人工牙龈,灌制模型(图 5-25 ~ 5-30)。

采用这种印模方式的优势是印模操作相对简单,可以制取种植体水平印模,为后期设计和个性化的修复体制作创造了机会。其缺点是模型准确性有时欠佳,无法满足复杂修复体的精度需求。

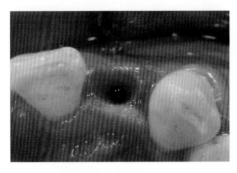

图 5-23　种植体口内情况

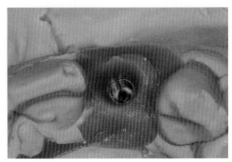

图 5-24　种植体水平印模模型情况

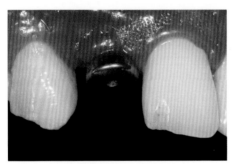

图 5-25　印模制取前

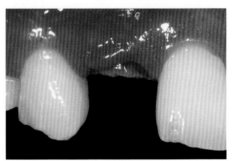

图 5-26　取下愈合基台后

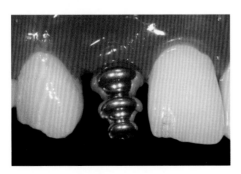

图 5-27　更换转移杆

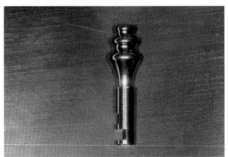

图 5-28　制取印模后转移杆和种植体代型结合

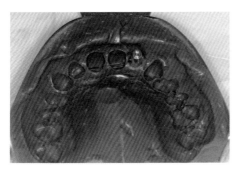

图 5-29 种植体代型重新插入印模中

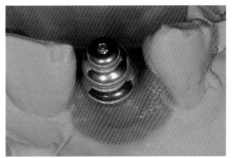

图 5-30 灌制出的模型

（2）开窗印模法制取种植体水平印模：开窗法制取印模是采用较长的螺丝固位转移杆制取模型，须准备和种植体位置匹配的开窗托盘，以便于在印模材料硬固后可以方便地旋开螺丝固位转移杆，使其可以从口腔中脱位（图 5-31 ~5-36）。

传统方法是采用个别制作的个别托盘，如果修复范围较小，可以采用塑钢托盘，按需要自行切割，成为开窗托盘；成品可拆卸不锈钢托盘也是一种很好的选择，但其成本相对很高；如果牙列缺损范围广泛，建议还应采用个别托盘制取印模。

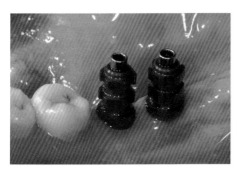

图 5-31 制取印模前，安放螺丝固位转移杆

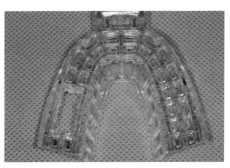

图 5-32 选择适合的托盘，托盘开窗

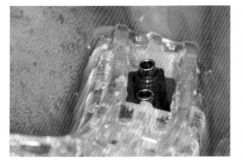

图 5-33 试戴托盘，检查开窗位置

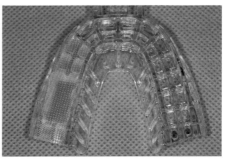

图 5-34 暂时封闭开窗，便于放置印模材料

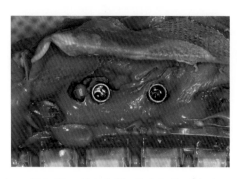

图 5-35　制取印模,转移杆从开窗处暴露,待印模材料硬固后可旋开转移杆螺丝,便于印模脱位

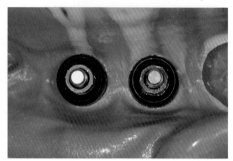

图 5-36　脱位后的印模

　　开窗法制取印模的意义在于准确性更高。螺丝固位的转移杆可以与种植体非常精密地结合,保证在取模过程中准确性不受影响;在脱模前,通过开窗位置旋开螺丝固位的转移杆,转移杆与种植体完全分离,在印模脱位过程中转移杆不受外力作用,也防止了印模变形造成的准确性降低问题;转移杆和种植体代型又可以依靠螺丝固位精密结合,保证了在灌制模型时的准确性。

　　采用螺丝固位转移杆制取开窗印模的方法,从原理上其准确性应该高于主要依靠各种倒凹固位的转移帽或短转移杆的闭窗式印模。因此,虽然这种印模方法略微复杂,但在种植桥修复等对于种植体位置准确性要求非常高的情况应成为首选印模方式。

　　对于种植桥体,为了进一步保证相关种植体之间的位置准确性,应在制取模型前将相关转移杆进行连接固定(图 5-37 ~ 5-42)。

　　未来在永久修复体阶段将成为整体的种植体,在取模阶段就联结为一个整体,是保证模型上种植体位置准确性,进一步保证修复体"被动就位"的重要基础。

　　连接不同修复体的方法有很多,包括采用成型塑料直接相连,或者在结扎初步固定后采用树脂材料固定。需要注意的是,在跨度较大时,需要考虑固定材料的固化收缩问题,必要情况下应在初步固定后再进行切割二次固定,以保证不会对准确性产生不良影响。

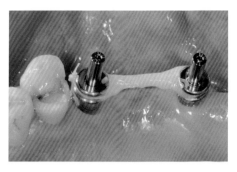

图 5-37　连接固定两个转移杆

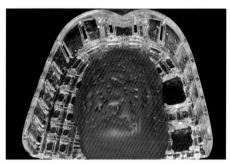

图 5-38　托盘开窗准备

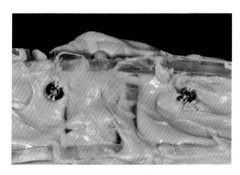

图 5-39　制取印模之中通过开窗暴露
转移杆

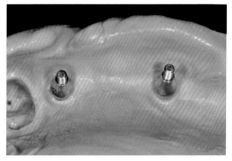

图 5-40　旋开转移杆螺丝后脱模

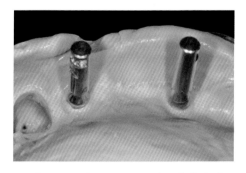

图 5-41　在转移杆上安放种植体代型

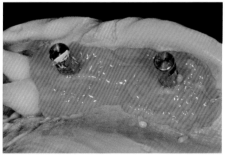

图 5-42　放置人工牙龈,准备模型灌制

五、个性化印模技术

个性化印模主要用于前牙美学修复的永久修复前印模的制取。

在前牙美学修复中,牙龈形态、曲线通常被临时修复体进行了塑型,待牙龈成熟稳定后开始永久修复。永久修复时需要将经过塑型后的牙龈袖口外形准确地转移到模型上,使技师可以根据塑型好的牙龈袖口和牙龈形态和曲线进行基台的个性化设计或切削,以与牙龈外形和曲线相协调,实现针对患者实际情况的美学修复。

个性化印模技术是美学修复中的关键技术,有直接法和间接法两种方法制作个性化转移杆,使用个性化转移杆完成印模制取。

1. 直接法个性化印模技术　直接法是医师在口内种植体上部安放转移杆后,在转移杆周围注入树脂等材料,即刻占据临时修复体的龈下空间,制作成个性化转移杆,进行制取印模,完成牙龈的个性化复制(图 5-43 ~ 5-46)。这种方法操作简便,适用于修复体位于龈下较浅,穿龈形态相对简单的病例。

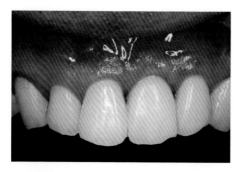

图 5-43　左上中切牙临时修复引导牙龈形态

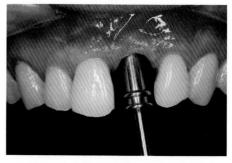

图 5-44　取下临时修复体,安放转移杆

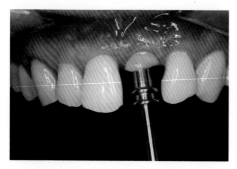

图 5-45　在牙龈袖口内直接注射固化树脂,制作个性化转移杆

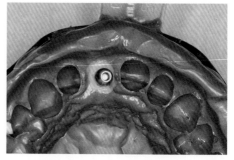

图 5-46　制取个性化印模

2. 间接法个性化印模技术　间接法是指将患者口内的临时修复体取下,利用硅橡胶等印模材料,在口外对临时修复体的颈部形态进行复制,形成个性化转移杆,再将个性化转移杆安放至种植体上进行个性化取模(图5-47～5-50)。

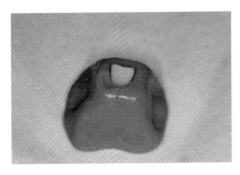

图5-47　硅橡胶复制临时修复体的颈部形态

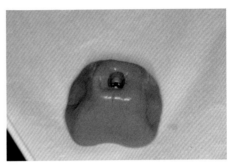

图5-48　临时修复体的颈部局部印模

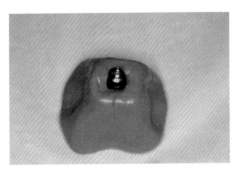

图5-49　成型塑料复制临时修复体颈部形态

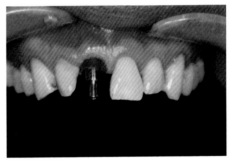

图5-50　利用个性化转移杆准确制取印模

六、无牙颌种植修复取模技术

无牙颌种植修复是种植修复中相对比较复杂的病例。无牙颌的种植修复根据支持形式不同可以分为种植体黏膜共同支持和种植体支持两种方式。

对于黏膜和种植体混合支持式种植修复体,例如球帽固位体、磁性固位体、Locator修复方式,制取印模的步骤、方法、要求同常规总义齿。这些固位体需要医师在椅旁进行义齿的重衬使其固定在义齿内部,因此,首先由技师按照总义齿的要求完成总义齿制作,医师只需要在患者口内安放专用基台,将固位体重衬于义齿内部即可。

对于单纯依靠种植体支持的无牙颌种植修复,则对印模的质量要求非常高。因为在无牙颌种植修复中,通常是由数个种植体来支持修复体。数个种植体之间的被动就位就是一个关键的问题。除采用长转移杆开窗法制取印模外,有时还需要在进行桥架试戴时切割修复体桥架,重新连接,再次制取印模,以保证最终修复体的被动就位。

七、种植修复制取印模注意事项

1. 在采用个别托盘和个性切割的开窗托盘时,制取印模前必须涂布托盘粘结剂,避免脱模。

2. 天然牙存在较大倒凹时须注意填塞,便于印模托盘顺利脱位,避免变形。

3. 制取种植修复印模时需要保持托盘稳定于患者口内。

4. 应根据不同印模材料要求,准确掌握印模材料硬固时间,待印模完全硬固后取下托盘。

5. 各个步骤中相应部件的连接必须稳固,转移杆等配件复位到印模内必须非常准确。

6. 印模取出后应立即用清水冲洗,去除表面的唾液、血液和杂质,根据不同印模材料的特性对印模进行消毒。

第六章　可摘局部义齿修复印模技术

　　可摘局部义齿的支持组织有基牙和牙槽嵴两部分。

　　可摘局部义齿的支持方式有牙支持式、混合支持式和黏膜支持式三种。

　　为了保证义齿在功能状态下获得足够、均衡的支持，避免义齿对支持组织的损伤，对于不同支持方式的义齿，印模的要求和方法不同。

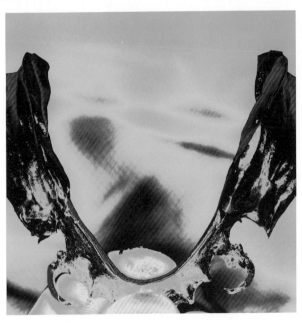

一、可摘局部义齿修复印模的种类

（一）解剖式印模

解剖式印模是在承托义齿的软硬组织处于静止状态,没有发生功能变形的情况下取得的印模,为无压力印模,可用稠度小的弹性印模材料取得,可准确地印记余留牙及牙槽嵴黏膜的解剖形态。牙支持式义齿承受的殆力主要由基牙承担,基托和牙槽嵴仅保持一定的接触关系;黏膜支持式义齿的殆力完全由牙槽嵴黏膜承担,基牙不承受殆力。

以上两种支持方式的义齿均适合采用解剖式印模。所不同的是,牙支持式义齿不需用基托的充分伸展,印模边缘不必特别整塑,因此可使用成品托盘加弹性印模材一次取得。而由于牙槽嵴黏膜的支持能力差,获得足够的支持,在不妨碍承托区周边组织的正常生理功能活动的前提下,黏膜支持式义齿的基托边缘必须尽量伸展,分散咬合力,因此黏膜支持式义齿的印模需要用个别托盘制取,以便对印模边缘进行准确的功能修整。

（二）功能性印模

功能性印模是用于混合支持式义齿的一种印模方式。混合支持式义齿由基牙和牙槽嵴黏膜两种性质完全不同的组织提供支持。在承受相同咬合力负荷时,基牙牙周膜和牙槽嵴黏膜受压变形(下沉)量不同。牙周膜的生理可动范围约为 $0.03mm$, 而牙槽嵴黏膜的可动范围为 $0.14 \sim 0.35mm$, 平均为 $0.2mm$。牙周膜和黏膜的受压变形量相差 $5 \sim 10$ 倍。如果游离缺失的混合支持义齿采用解剖式印模制作,义齿人工牙在受到咬合力作用时,义齿末端基牙处龈方移动幅度非常微小,而义齿游离端的下沉幅度则非常明显,且越向远中幅度越大。末端基牙上的支托成为支点,义齿前部向上翘起,导致游离端基托下组织受力不均,末端基牙受到扭力。

功能性印模是在长缺隙或游离端牙槽嵴黏膜受到功能性压力时的牙颌印模,又称为压力印模,取得的是牙槽嵴黏膜发生功能变形后的形态。功能性印模的目的就是为了克服混合支持式义齿的黏膜支持部分变形幅度大,易出现转动性不稳定导致基牙扭力和牙槽嵴受力不均的问题。采用功能性印模制作的义齿可弥补基托游离端下沉过多的问题,使游离端牙槽嵴功能负荷均匀分布,并减小末端基牙受到的扭力。

二、可摘局部义齿修复印模的托盘选择

印模托盘是承载印模材料在口腔内取得印模的一种工具,可分为成品托盘和个别托盘两种。

（一）成品托盘

可摘局部义齿修复适用的成品印模托盘为平底多孔的牙列印模托盘,可用于制取解剖式印模和功能性印模的初印模。成品托盘有各种型号,取印模前要按患者牙弓长宽、形状、高低不同选择合适大小型号。托盘要尽量与牙弓协调一致,托盘与牙弓内外侧应有 3 ~ 4mm 间隙,以容纳印模材料。其翼缘应略短于黏膜皱襞,不妨碍唇、颊和舌的活动。上颌托盘后缘应盖过上颌结节和颤动线,下颌托盘后缘应盖过最后一个磨牙。如果成品托盘某个部位与口腔情况不太适合,可以用技工钳调改。托盘边缘稍短时可用基托蜡片或印模膏加长。

（二）个别托盘

个别托盘是为牙列缺损患者个体专门制作的印模托盘。适用于制取混合支持式义齿的功能性印模和黏膜支持式义齿的解剖式印模。可以更准确地取得余留牙解剖形态、牙槽嵴黏膜功能形态和印模边缘伸展的准确位置和形态。个别托盘的制作方法(图 6-1 ~ 6-4)：

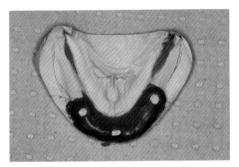

图 6-1　在初印模灌制的模型上填倒凹,缓冲

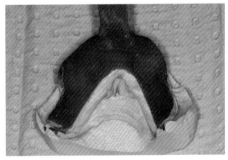

图 6-2　制作个别托盘

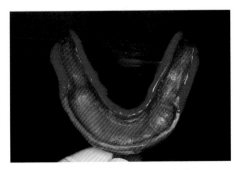

图 6-3　个别托盘边缘修整

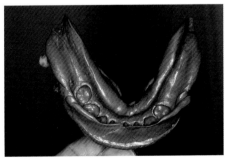

图 6-4　完成印模

1. 取初印模   选择合适的成品托盘,用藻酸盐印模材料制取解剖式印模并灌注石膏模型。要求印模和模型准确、完整,唇颊舌边缘达到前庭沟底和口底黏膜反折,上颌游离端后缘达翼上颌切迹和软硬腭交界,下颌游离端后缘盖过磨牙后垫。

2. 确定个别托盘边缘   用铅笔沿石膏模型唇颊侧前庭沟底和口底黏膜反折处画线,然后在离此线 2～3mm 的牙槽嵴一侧再画另一条线,这就是个别托盘边缘的位置,比实际的印模边缘短 2～3mm。上颌后缘应盖过腭小凹,下颌后缘应覆盖整个磨牙后垫。

3. 模型填倒凹、缓冲   填平在模型上的余留牙和组织倒凹,骨隆突、骨尖(包括上颌切牙乳突)等部位表面加蜡缓冲处理。将 2mm 厚基托蜡片烤软后覆盖在余留牙表面及其唇颊侧组织表面,选三个相距较远的余留牙,在其𬌗面中央窝或一个牙尖、切端开窗(直径 3mm),暴露的部分表面有立体结构,如后牙开窗要暴露𬌗面,前牙开窗要骑跨切端。

4. 涂布石膏分离剂   在模型上牙槽嵴等部位的石膏表面均匀涂布一薄层藻酸盐分离剂或凡士林。

5. 托盘制作和修整   按粉液比调拌制作个别托盘用的自凝树脂,在黏丝期压成 2mm 厚片状,先填满开窗处,再轻压铺于石膏模型表面,保持 2mm 厚度,沿边缘线切除多余部分。用剩余树脂在托盘前部添加手柄,注意避免取印模时手柄干扰上下唇的活动。待树脂硬固后,将个别托盘从模型上取下,打磨修整托盘边缘和表面。为了在取印模时便于多余印模材排溢,并使印模材与个别托盘结合牢固,可在个别托盘上打孔。个别托盘还可使用专用光固化树脂片铺托后进行光固化处理,操作更简单。

6. 口内试戴   将制作完成的个别托盘放入口内检查,托盘应就位顺利、无阻碍;组织面三个支点(开窗处)与余留牙稳定接触,保证口内位置稳定;托盘与余留牙间有容纳印模材的均匀间隙,游离端与组织贴合;边缘短于黏膜反折 2～3mm;手柄不妨碍唇的活动。妨碍就位和边缘过长时要进行磨改。

目前国内临床常采用一种替代个别托盘取印模的方法,是先用成品托盘加印模膏取游离端或长缺隙处局部印模,然后将印模膏的印模表面刮除一层,以此为个别托盘,加藻酸盐印模材制取功能性印模(图 6-5～6-7)。该方法简便,但印模准确性较差。

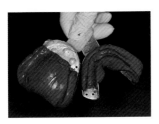
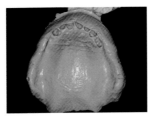
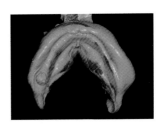

图6-5 成品托盘加印模膏取初印

图6-6 修整后加藻酸盐印模材取终印（上颌）

图6-7 修整后加藻酸盐印模材取终印（下颌）

三、可摘局部义齿修复印模的材料选择

可摘局部义齿印模常用的印模材料有藻酸盐印模材和橡胶类印模材。

藻酸盐印模材精确性较好，操作简便，价格相对低；缺点是体积不稳定，存在严重的失水收缩，吸水膨胀因此准确性不佳。应用藻酸盐印模材料时应及时灌注石膏模型。适用于制取解剖式印模，或与印模膏一起，代替个别托盘制取功能性印模。

印模膏是一种热塑性的可逆性复合印模材料，硬固后无弹性，准确性差。主要用于个别托盘边缘整塑用材料。

橡胶类印模材料精细、准确，但价格较贵。有不同流动性之分，流动性适中的中体适合制取一次性的解剖式印模，或作为终印模材与个别托盘一起制取功能性印模。也可使用成品托盘分别加重体和轻体或中体，采用分层印模方式制取功能性印模。

四、边缘整塑技术

在制取可摘局部义齿印模时为了获得准确、适当的印模边缘伸展位置和边缘形态，印模托盘在口内就位后，在印模材凝固之前的可塑期内，通常需要进行周围组织的功能整塑。通过唇颊舌周围组织的主动的或被动模拟的功能运动，来确定印模边缘的伸展位置和边缘形态。避免义齿在唇颊舌侧过度伸展而妨碍唇颊舌系带及其他周围组织的正常功能活动。

功能整塑分为被动整塑和主动整塑两种方式。

被动整塑是由医生牵拉患者的肌肉来模仿组织的功能运动，如先牵拉患者上唇向下，然后分别牵拉两侧颊部肌肉向下前内方向，进行上颌印模唇颊侧边缘整塑（整塑唇颊系带及唇颊前庭黏膜皱襞）；制取下颌印模时则先牵拉患者下唇向上，然后分别牵拉两侧颊部肌肉向上前内方向，进行下颌印模唇颊侧边缘整塑。肌功能修整时，患者须肌肉松弛与术者密切合作。

主动整塑是患者在医生的指导下自主进行功能运动,如嘱患者闭口做吸吮动作,可整塑上下颌唇颊侧边缘;伸舌舔上唇,并用舌尖分别舔两侧口角,可整塑舌系带及口底黏膜皱襞处印模边缘;嘱患者做闭口咬合动作,可整塑远中颊角区;嘱患者微闭口时下颌左右侧方运动,可整塑上颌颊侧后部边缘厚度。

五、可摘局部义齿修复印模方法

(一) 体位与医嘱

将椅位调整到合适的位置,既要使患者感觉舒适,又要便于医生操作。患者坐靠在治疗椅上,头部枕在头托上,为避免印模材流向咽部导致恶心不适,可调整治疗椅靠背与头托的倾斜角度,使患者要制取印模的上颌或下颌殆平面水平。调整治疗椅的高度,使牙列平面稍高于术者的肘部,便于操作。取印模过程中应保持患者身体及头部位置稳定、舒适。取上颌印模时术者可站或坐于患者的右后方,取下颌印模时术者可站或坐于患者的右前方。

取印模前应与患者进行必要的交流,告知患者取印模的操作过程及可能出现恶心等不适。让患者放松,不要紧张。在取印模过程中保持身体和头部位置稳定。指导患者练习在取印模时所需做的印模边缘整塑动作。

(二) 制取解剖式印模

1. 选择成品印模托盘
2. 托盘就位 将调拌好印模材置于印模托盘内,术者左手持口镜牵开患者口角,右手持托盘,快速旋转放入患者口内并使托盘就位。托盘放入口内之前,可先在倒凹区、较高的颊间隙处、上颌结节区、高穹隆的硬腭、下颌舌骨后窝以及余留牙的咬合面等处放置适量的印模材料。
3. 印模边缘功能整塑 托盘在口内完全就位后,在印模材凝固前完成印模边缘功能整塑动作。取上颌印模时,轻轻牵拉患者上唇向下,牵拉左右颊部向下前内,完成唇颊侧边缘整塑。取下颌印模时,轻轻牵拉下唇向上,牵拉左右颊部向上前内,完成唇颊侧边缘整塑;让患者抬舌和伸舌,完成口底边缘整塑。在整塑过程中保持托盘位置稳定,避免移动,直至印模材完全凝固。
4. 印模取出 印模材完全凝固后,轻轻翘动托盘,使印模脱位,然后旋转托盘从口内取出,并检查印模质量。牙列印模应取得牙列及周围组织的完整形态,印模表面光滑、清晰、完整,边缘伸展适度,无缺损和气泡,无变形或脱模现象。

(三) 个别托盘取功能性印模

1. 个别托盘边缘整塑 将专用的边缘整塑印模膏棒烤软后粘在制作好的

个别托盘边缘,在整塑材料软化时,将托盘放入口内进行边缘整塑。方法如前所述,可分段进行。边缘整塑时必须保证托盘完全就位和稳定不动,整塑材料用量适当,整塑后表面光滑连续,整塑时组织活动幅度充分,但不要过度。整塑动作不充分容易导致印模边缘过长,但过度整塑(动作幅度过大)会导致印模边缘过短。印模膏不能进入托盘组织面与黏膜之间,进入组织面的印模膏可用锐利的雕刻刀刮除。没有基托和义齿其他部分伸展的边缘部分不需要整塑。

2. 取终印模 调拌终印模材,用调刀将其均匀地涂布于托盘整个组织面,直至托盘边缘的外侧。将托盘旋转放入口内,轻压就位(托盘组织面支点与余留牙接触)并保持稳定,在印模材硬固前,进行边缘整塑。待印模材硬固后,从口内取出。

(四) 局部个别托盘制取功能性印模

首先需取初印模灌注石膏模型,在模型上制作游离端或长缺隙区的局部托盘,托盘边缘需离开余留牙。先在局部托盘的组织面加整塑用印模膏或硅橡胶取得缺牙区压力印模,以手指加压模仿咬合时压力,黏膜组织有一定程度的下沉移位。然后修去托盘边缘和伸展到余留牙上的多余印模材料,使印模留在原位不动。再用成品托盘加弹性印模材制取整个牙弓及相关组织的印模,将两次印模同时完整取出,得到的是游离鞍基区在咬合压力下的功能性压力印模。

(五) 工作模型修正技术

与以上两种功能性印模方法不同,工作模型修正技术是先利用解剖式印模灌注的工作模型制作可摘局部义齿的金属支架。支架在口内试戴合适后,戴回到原工作模型上,在游离端的网状小连接体上添加局部树脂个别托盘。然后戴入口内,在保证支架完全就位的情况下,进行游离端边缘整塑,并在局部个别托盘上添加橡胶类印模材取终印模。

切除原工作模型游离端部分,然后将义齿支架及局部印模重新在模型上完全就位,再在游离端印模处灌注石膏,新灌注的游离端部分与原工作模型结合成新的完整的工作模型。最后去除义齿支架上的个别托盘部分,将支架戴回到新的工作模型上完成义齿制作(图6-8 ~ 6-13)。

功能性印模的目的是取得游离端黏膜发生近似于功能状态下变形后的形态。印模时黏膜的受力和变形与施加于托盘上的力量大小、印模材的流动性、托盘和黏膜间印模材的厚度等有关。由于游离端牙槽嵴黏膜的支持能力有限,应避免取印模时游离端黏膜受力和变形程度过大,导致义齿修复后牙槽嵴负担过重。混合支持式义齿修复的原则是既要避免义齿翘动对基牙和牙槽嵴的损害,还要保证基牙和牙槽嵴合理分担咬合压力。

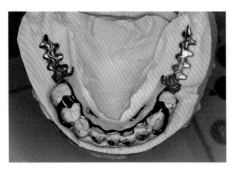

图 6-8 修正前的模型和完成的义齿支架

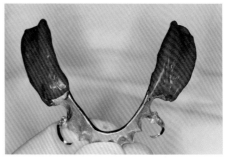

图 6-9 对游离端制作局部个别托盘,进行印模准备

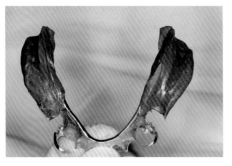

图 6-10 橡胶类印模材料完成局部精细印模

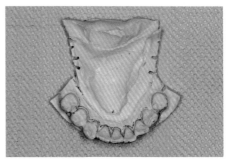

图 6-11 切除原工作模型游离端部分

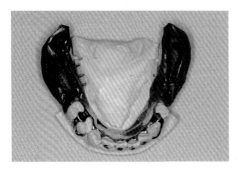

图 6-12 义齿支架和局部印模重新复位

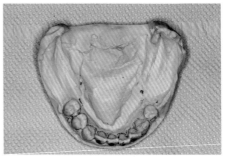

图 6-13 修正后的模型

因此,制取功能性印模时印模边缘应充分伸展,以扩大游离端基托面积,增加支持。同时,这类可摘局部义齿还必须结合其他的设计措施,如利用间接固位体增加平衡力矩,末端基牙采用近中𬌗支托,以及人工牙减径、减数,降低牙尖高度,建立平衡𬌗等,以保证基牙和牙槽嵴的健康。

第七章　数字印模技术

　　随着计算机辅助设计和计算机辅助制作技术在口腔医学中的广泛应用,口腔数字印模技术逐渐成为口腔修复学设备发展的热点之一,多种形式、品牌、技术平台支持的口腔数字印模产品的不断涌现,让口内印模的数字化成为计算机辅助修复的核心部分。如果有一天,光学扫描系统能够轻松获得龈下、出血和唾液存在部位的三维图像,那么发展足够成熟的数字印模就可以完全替代传统印模技术,为医师和患者带来福音。

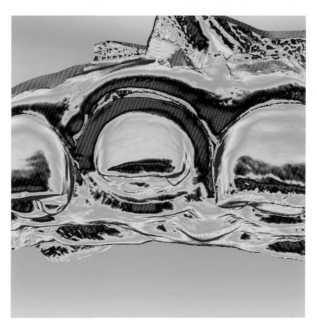

一、数字印模的历史

牙科 CAD/CAM 的发展起始于能够在口内取相的数字印模,1971 年法国的 Duret 医师采用光学印模的方法获取基牙的数字模型并用于加工牙冠,基于此创立了 Sopha 系统。当时的数字印模技术由于计算机水平的限制,精度和方便程度均受到很大的限制,与口腔临床工作缺少很好的结合。

1983 年,随着 CEREC 系统的问世,牙科数字印模作为一种革命性的获取牙齿预备后形态的方法走进了牙科医师的日常工作中,瑞士的 Dr. Moermann 直接使用了口内照相机采制印模,然后在椅旁使用瓷块为患者设计和制作嵌体,这种方法的绝对创新性体现在它实现了一天内制作完成修复体的设想,这种理念也很快被牙医接受了。这种使用一个完整的系统设备为牙医提供牙体缺损解决方案的方式将计算机发展所带来的效率和便捷带给了牙科医师,从此以后,口腔医学领域也多了一个数字化的发展方向。

在第一台数字化牙科设备逐渐推广和应用之后,各种各样的数字化牙科系统逐渐在市场上涌现出来。1987 年,Andersson 医师发明了 Procera 系统,由于黄金价格的快速上涨,该系统使用电火花蚀刻技术加工钛金属低致敏性的钛逐渐受到了关注,并使用数字化的方法制作树脂贴面修复体。随后,这种加工方式逐渐发展,成为了数字化的加工中心,并为全球的牙医制作修复体。紧随其后的 Cercon、Kavo、CEREC-3D、3M LAVA、Wieland 的数字化牙科系统逐步面世,并且伴随口腔材料学的发展,逐渐成为口腔医学发展的三大核心领域之一。

数字印模技术作为数字化牙科系统获得数据的前沿技术影响着整个系统的精确程度,尤其是修复体边缘的适应性。最理想的效果应该与传统制作方法相同,或精密度更高。即使是对传统石膏模型的扫描对精密度也有相当高的要求。边缘的细节和剩余牙体组织根方的形态都是最终数字印模中不可缺少的元素。

获取数字印模的方法可以是直接的,也可以是间接的。间接方法包括扫描石膏模型和扫描精细印模两种形式,这种方式由于是静态扫描,精度主要取决于设备取相的精度,解决方案已逐步成熟;而直接方法即是在口内的直接扫描,由于口内软硬组织结构的复杂性和湿润环境的影响,扫描元件本身就存在难度,再加上扫描过程是由医师操作和控制的动态过程,所以对设备的要求非常高。为了获得更精确的数字印模,操作步骤越简单,对保持好的印模精度越有利。

二、常见数字印模系统的工作原理

现在,伴随着牙科 CAD/CAM 系统的逐步发展,口内直接扫描的数字取相设备越来越受到牙医的青睐。这类设备由于不需要在患者口内采制传统印模,因此舒适度大大提升;由于减少了人工修整石膏模型的步骤,人为损伤边缘的风险也大大降低;除此以外,数字印模的存储方便性大大增加。

目前最常见的数字印模系统有 CEREC 蓝光系统(德国 Sirona 公司)、CEREC Omnicam 系统(德国 Sirona 公司)、Lava C. O. S. 系统(美国 3M 公司)、iTero 系统(美国 Cadent/Straumann 公司)和 E4D 系统(美国 E4D 公司),这些系统获取印模的方式和软件不同,各有优势,几乎涵盖了所有数字印模的核心技术种类。

1. CEREC 蓝光扫描系统 CEREC 是最早采用椅旁修复概念的完整系统,CEREC 蓝光扫描系统与以往的光学扫描系统相比,能获得更好的清晰度,几乎与静态的石膏扫描接近。该系统在操作时需要在扫描前喷上一薄层去除反光的粉末。根据产品介绍,CEREC 蓝光系统通过集成了一个高分辨率的蓝色发光二极管的 LED 光源及接收器,能够获得高精度、高质量、可靠、高效的三维图像。这种优质的蓝色发光二极管 LED 光源可以激发出短波的蓝光,为狭小空间内精确数据的获得提供保证。通过自动取相的模式,CEREC 蓝光扫描系统可以在一分钟之内获得一个象限的口内数字模型,在几秒钟之内就可以获得咬合信息。

蓝光扫描手柄可以完美地获得需要治疗的牙齿数字模型,包括非常难以操作的地方(图 7-1)。取相部分可以离开牙齿几个毫米,也可以轻轻接触牙面。取相可以在恰当的时候自动进行,医师只需要在需要获取图像的区域规律的顺序移动。一次操作可以获取一个象限的图像。内置的防抖系统安置在图像获取手柄中,用以保证获取图像时的绝对静止。CEREC 3D 软件系统可以自动删除质量不足的照片。口内扫描系统可以为单冠、固定桥以及种植体支持的固定桥获取图像。对于种植体的上部结构,可以直接扫描预备好的基台,或扫描连接种植体的光学取像部件。

为了获得精确的影像,该系统对

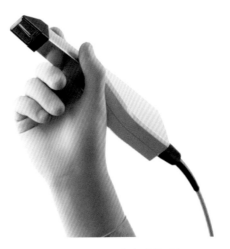

图 7-1 CEREC 蓝光系统手柄

扫描的要求是需要一个完全不反光的表面。非反光层需要非常薄且均一,以避免获取的图像数据变形。CEREC 公司提供的喷粉可以满足上述条件,并可以增加边缘扫描的精确性,取相后,这种材料可以很容易用水清洗掉(图7-2)。

CEREC 蓝光系统扫描获得的三维图像信息可以通过通用的 STL 的形式输出,并可以用于任何 3D 设计软件和硬件,因此也是一个开放的系统。

2. CEREC Omnicam 系统　由于 CEREC 蓝光扫描系统存在扫描时需要喷粉的困扰,2012 年 8 月,德国西诺德公司又发布了新一代

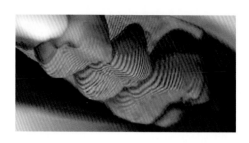

图7-2　CEREC 蓝光系统光栅扫描过程

口内扫描系统 CEREC Omnicam,这个系统采用连续立体摄影的方式获取图像,再利用强大的软件系统分析配准获得精确的口腔软硬组织全彩三维数据(图 7-3、7-4)。该口内扫描系统除了在三维数据获取方面具有一定的创新之外,还兼顾了功能和人性化的特点,并因此而获得了 2013 iF 产品设计奖。

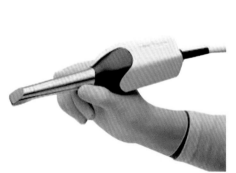

图7-3　CEREC Omnicam 手柄

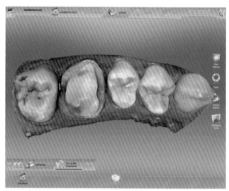

图7-4　CEREC Omnicam 获取的全彩三维数据

CEREC 在其本身强大的软件系统基础上开发出的 Omnicam 口内取相单元由于采用的核心技术为摄影技术,因此不需要喷涂遮光粉,取相探头与被拍摄物体的最佳距离为5mm,但是在 0～15mm 的范围内均能得到高精度的数据信息。

新一代 CEREC Omnicam 口内扫描系统能与 CEREC 系统内的其他软硬件兼容,也能够通过软件以通用格式输出,将数据应用于其他系统,为更好地推广数字印模技术提供了技术性的保障。

3. iTero 系统　iTero 光学印模系统通过了 5 年的深入研究,于 2007 年面市。该系统使用平行共聚的激光和可见光作为获取三维数据的方式,用来获取牙齿和牙龈的表面形态。iTero 扫描手柄可以获取十万个红光激光的点,并且可以将大于 300 焦点深度的图像与激光点。这些焦点之间的距离为 50 微米。iTero 系统的平行共聚扫描可以在不需要喷粉的条件下捕捉口内的所有信息。获得预备体的三维数据后,可以利用自己的系统或导出到另外的系统进行修复体设计和加工。在与 Straumann 公司合作开发后,iTero 系统也开发了面向市场的个性化种植修复解决方案。除此以外,iTero 系统也是一个开放的系统,可以与多种软件以 STL 格式的文件对接,允许牙齿的光学印模导入其他可兼容的软件进行后续的设计和制作。

在进行数字印模扫描时,取相器需要放置在预备体的上方,有声音提示控制扫描的进行,当获得所有的预备体结构和边缘都已经精确配准后,系统会提示已处于最理想的位置(图 7-5)。当有抖动发生时,系统会在下一步操作之前要求重新扫描。除了取相器之外不需要其他的设备,取相后的数据以 STL 格式储存,并与其他软件兼容,后续可以应用其他系统设计加工,也可以在大型的加工中心进行加工。

对于种植体的数字印模扫描,需要在种植体上连接一个特殊的用于扫描的附件,这个附件有 3 个用于标记的球体,并且有特殊结构的表面,用于种植体位置的确定。扫描的过程与扫描预备体的过程相同。后续操作,通过软件中适宜于种植体的特殊程序来进行基台和修复体的设计(图 7-6)。

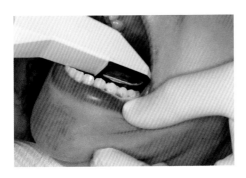

图 7-5　iTero 系统的取相操作

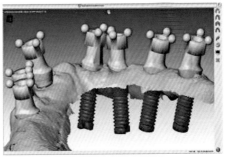

图 7-6　iTero 系统提供的 Straumann 种植体上部修复扫描方案

4. Lava C. O. S. 系统　Lava 的椅旁口内扫描系统(C. O. S.)创始于美国肯塔基州列克星敦市的 Brontes 科技公司,2006 年由 3M 公司收购,并于 2008 年在密西根发布,正式走入牙科市场。该系统用于获取三维数据的原理是活跃的波前采样。Lava C. O. S. 系统中的图像处理程序和可视化的实时三维模型重建功能,对于移动三维取相的概念是革命性的。通过这个系统获得三维数字印模的速度比其他系统要快(每秒接近 20 张三维照片)。该系统的取相单元的尖端仅为 13.2mm 宽,接近于一把牙刷的宽度,在 CEREC Omnicam 面世前几乎是所有数字印模取相单元中最小的。

与 iTero 系统不同,Lava C. O. S. 进行数字印模采制时也需要像 CEREC 蓝光系统一样喷一层很薄但均一的防止变形的粉。在完成牙体预备之后,取相的区域需要吹干并喷粉,扫描过程可以由取相器或设备上的按钮启动(图 7-7)。在扫描的过程中,脉冲的蓝光从取相手柄中发射出来,屏幕上的三维数字印模数据能够即刻显现。扫描过程必须由后牙的咬合面开始,逐渐向前移动,然后转向颊侧和舌侧。扫描结束后,软件会识别获取的图像并进行编辑。在所有的图像编辑完成后,系统会提示是否需要补充扫描;对颌的扫描也采取相同的方法。在患者牙尖交错位时颊侧喷粉,同时扫描上下颌牙齿,就可以在系统中得到带有咬合关系的模型(图 7-8)。

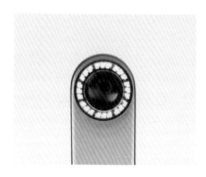

图 7-7　Lava C. O. S. 数字印模的取相单元

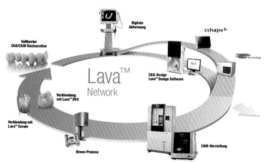

图 7-8　Lava C. O. S. 系统提供的数字解决方案

Lava 系统有特殊的软件针对种植体上部修复,可以与兼容的种植系统基台相适应。Biomet 3i 公司协助该系统完成了种植体上部匹配扫描基台的设计,并完成了与 3i 系统种植体的匹配。后期的设计和制作与 iTero 相同,也是由 Dental Wings 软件来完成,因此这个系统被称作是半开放的。

5. E4D　这个系统是由位于美国德克萨斯州理查森市的 E4D 科技公司发明的。这个系统利用红激光和每秒震动 2 万次的微镜单元,在不需要喷粉的情况下,能够获得口腔内软组织、硬组织、预备体的咬合图像,并迅速转换成三维模型。在图像获取的过程中,操作者可以选择手动启动或脚控开关启动,启动后的系统可以自动在对焦准确时获取数据。

五种数字印模系统的比较

	CEREC 蓝光	CEREC Omnicam	iTero	Lava C. O. S.	E4D
喷粉	需要	不需要	不需要	需要	有时需要
原理	蓝色可见光技术	连续立体摄影技术	平行共聚成像技术	主动波前采样技术	红色激光技术
椅旁完成	是	是	否	否	是
技工室完成	是	是	是	是	是
应用范围	所有	所有	所有	单冠、嵌体、高嵌体、四单位桥	除桥体和种植体
全口扫描	是	是	是	是	否

三、数字印模的技术要点

1. 牙体预备　使用数字印模采制模型时,需要注意预备体的最终形态,表面不能有过度尖锐的突起,以免数字印模扫描后后续的加工系统无法加工出相匹配的修复体内表面而影响精度。如果修复体需要辅助固位结构如固位沟或钉洞时,需要注意深度不能过深,根据不同的系统,数字印模能够获取的深度各有不同,与临床经验和操作也不同,操作时需慎重(图7-9)。修复体的边缘在取相时要尽量暴露,建议采用传统印模技术过程中使用的机械排龈法进行排龈,达到清晰准确的边缘暴露(图7-10)。

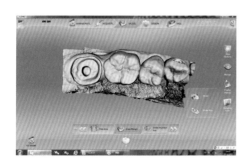

图7-9　CEREC 蓝光系统获取的有钉洞辅助固位的预备体

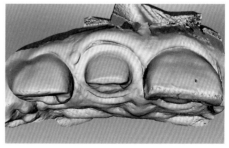

图7-10　机械排龈后获取的数字印模

2. 干燥隔湿　如果在取相时需要喷粉的系统,喷粉之前需要干燥取相区域,并进行隔湿,否则喷粉不容易均匀且可能增加粉的厚度,影响精确性。在拍照的过程中要隔湿,如果获取区域表面不够干燥则反光,不能取相。即使不用喷粉的系统在取相时也需要干燥,否则表面反光强烈影响取相。通常可以采用棉球、棉卷结合专用的棉卷夹持器进行简单隔湿,基本能获得良好的效果,如果有条件使用橡皮障是最理想的隔湿手段。

3. 喷粉 喷粉的目的是为了在取相区域获得极薄而均匀的非反光层,以获得清晰准确的数字印模。操作时需要注意先将粉罐充分摇匀,从非工作端开始操作,喷粉层不能太厚,否则会影响数字印模的精度(图7-11、7-12)。

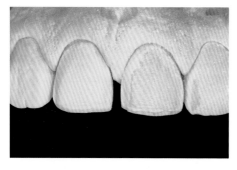
图7-11 喷粉过厚影响精确性

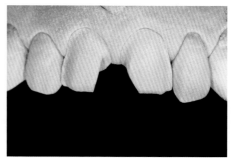
图7-12 适宜的喷粉厚度

4. 取相 取相的操作过程与使用的系统密切相关,不同工作原理的系统对取相的技巧要求各有不同。对于静态取相的系统,取相的时刻需要稳定、无抖动,而对于动态取相的系统,取相单元的移动需要缓慢而连续,并按照不同系统各自的要求遵循一定的规则和顺序。

四、数字印模的优势

1. 效率 CAD/CAM设备虽然初期购置的成本较高,但是其长期应用必然有着显著的优势,能够从诊疗质量、诊疗时间和诊疗感受三方面大大提升间接修复治疗的水平。

CAD/CAM更大的优势在于能够在非常短的时间内完成预期的治疗。它可以让传统加工方式中需要精细控制厚度的蜡型制作过程简化成简单的几下鼠标点击,它可以让繁琐的加铸道、包埋、铸造、喷砂、切铸道、打磨的一系列过程转化成完全委托切削仪的切削,或者再增加一定时间的烧结(氧化锆材料)。VITA公司新上市的结晶炉已经能够将软质氧化锆烧结成硬质氧化锆的时间缩短到80分钟,这个突破性的改变为很多治疗提供了大大缩短时间的可能,有更多的修复设计可以在当天全部完成,甚至是切削的种植基台及上部修复体的结构设计也能在非常短的时间内完成,节约患者的时间。

对于患者来说，CAD/CAM 不仅仅在接触伊始让患者体验到了数字化和现代化的感受，在实际的诊疗过程中可以提高治疗的精确性、保证治疗质量、缩短治疗时间，无疑能够给患者带来非常好的治疗感受。在日常诊疗过程中，通常使用加成型硅橡胶来采制常规印模。多年来，这些材料已经被进行了非常好的改进，在正确使用的时候，足以提供足够精确的印模。但是，当使用数字印模时，传统印模操作中很多步骤都可以省略，省去了选择托盘、取印模、灌制石膏模型、模型消毒以及传到技工室的步骤，同时也减少了技工室的加工时间。

2. 精度　牙科 3D 扫描系统已经存在了超过 20 年，并且被持续地改进着。在这些年中，围绕着 CAD/CAM 修复体的主题就是其边缘的密合程度，大多数围绕 CAD/CAM 系统的研究也是关于其修复体的边缘密合程度。开始，CAD/CAM 修复体的密合性很差，甚至能达到 270μm 的间隙。然而，现在的 CAD/CAM 系统的精度均能达到 40μm 上下。

想必大家都了解在传统的失蜡法铸造工艺中边缘比预期短了 1mm 和间隙比预期增加了 1mm 的概率是多么大，当然这是手工工艺无法忽视和完全避免的问题。在使用 CAD/CAM 技术加工之后，结合着口腔材料学给口腔医学界带来的福音，决定着修复体质量和寿命的边缘和间隙问题都能得到非常好的控制，在高精度的细节方面让电脑控制机器的操作代替了人脑控制双手的操作，在材料和加工工艺方面都实现了均质化。更重要的是 CAD/CAM 让高强度陶瓷材料能够非常方便地应用到了口腔医学中。

预备体、种植体及其周围组织的印模被认为是做间接修复中要求最高的操作步骤。预备体获取的精度越高，最终修复体的精度就越高。边缘的精确性和最终修复体的表面形态都会影响印模的质量。关于数字印模的研究并不多。Ender 和 Megl 将 CEREC 蓝光系统和 Lava C. O. S. 系统获取的数字印模与使用传统方法获得的印模精确性相比较，二者精确性相同。Farah 和 Brown 在使用 Lava 系统与传统印模方法比较也得到了相类似的结果。这种直接获取印模的方式可以获得更理想的近远中接触区设计、边缘适应性和咬合精确性。

没有关于 iTero 和 E4D 系统边缘适合性的体外研究，Mitchem 使用 iTero 系统的临床研究中存在 2%～3% 到 0.36% 的返工率，但是均与边缘适合性无关。除了能够获得良好的边缘适应性以外，这些系统能够明显减少治疗时间，有研究表明能节约 33% 的就诊时间。同时，所有的数字印模均能够提供实现即刻重建界面，能够即刻检查边缘和外形，避免常规修复技术的可能会发生的返工现象。

3. 舒适　有研究表明，数字印模可以减少患者的不舒适感，尤其是对传统印模技术敏感的患者。在对 122 位患者应用两种方式取印模后，有 75% 的患者更愿意使用光学印模的方法采制印模。虽然没有对取相单元大小对舒适度影响的研究,但是这个因素也是必须应该考虑的。对于文内介绍的几个系统中,Lava 的口内扫描手柄的尖端曾经是最小的。然而,该系统和 CEREC 蓝光系统都需要喷粉。这些系统的另一个问题是预备体都需要排龈来清晰地暴露边缘,这个步骤可以通过传统采制印模时需要的机械排龈法来实现。E4D 系统后来开发了"光学解剖系统"能够在不排龈的情况下自动分割口腔内的软硬组织。

4. 储存　计算机技术飞速发展为我们的工作带来的巨大变化之一就是存贮介质的改变,数字印模也是其中一个非常重要的方面,以往海量的实体模型均可以通过数字印模技术用我们熟知的硬盘存储器保存起来,在任何需要实体模型的时候根据所要求的精度使用三维打印机打印出来即可使用,节约了大量的存储空间,寻找和传输也更方便。

五、数字印模的未来

根据众多熟练掌握口腔 CAD/CAM 设备医师的经验,任何系统的学习曲线都需要时间和耐心来完成。然而,过去的经验都告诉我们,利用这些新的系统制作的修复体均能够有很好的适合性,对患者也带来了更省时和舒适的感受。像工业自动化的发展过程一样,数字印模相关技术设备的发展目标必将是提高患者的口腔诊疗舒适程度和口腔健康水平。可持续发展对于这一类口腔医疗设备来说是十分重要的。

虽然到目前为止,还没有一个完美的系统,口腔数字印模的全球化发展已经成为事实。随着更多、更精确、更便捷的数字化加工设备的发展,口腔医师在日常诊疗过程中使用数字印模在不久的将来可能会成为主流。数字印模的未来就是口腔精细印模的未来,越来越方便,越来越简单,越来越普及,包括使用者的普及、适应证的普及和通用格式的普及将是未来的发展方向。

参考文献

1. Alikhasi M, Bassir SH, Naini RB. Effect of multiple use of impression copings on the accuracy of implant transfer. Int J Oral Maxillofac Implants, 2013, 28(2):408-414

2. Badrian H, Ghasemi E, Khalighinejad N, et al. The effect of three different disinfection materials on alginate impression by spray method. ISRN Dent, 2012;2012:695151. doi:10.5402/2012/695151. Epub 2012 Jul 25

3. Becker W, Doerr J, Becker BE. A novel method for creating an optimal emergence profile adjacent to dental implants. J Esthet Restor Dent, 2012,24(6):395-400

4. Bereznicki T, Dawood A. The creation of an emergence profile, part 2: pontic-guided implant placement in the aesthetic zone. Dent Today, 2012, 31(6):68, 70-71

5. Chee W, Jivraj S. Impression techniques for implant dentistry. Br Dent J, 2006, 201(7):429-432

6. Pratten DH, Craig RG. Wettability of a hydrophilic addition silicone impression material,. J Prosthet Dent. 1989, 61(2):197-202

7. Faria JC, Cruz FL, Silva-Concílio LR, et al. Influence of different materials and techniques to transfer molding in multiple implants. Acta Odontol Latinoam, 2012, 25(1):96-102

8. Giordano M, Ausiello P, Martorelli M, et al. Reliability of computer designed surgical guides in six implant rehabilitations with two years follow-up. Dent Mater, 2012, 28(9):e168-177

9. Johnson GH, Craig RG. Accuracy of four types of rubber impression materials compared with time of pour and a repeat pour of models. J Prosthet Dent, 1985, 53(4):484-490

10. Gordon GE, Johnson GH, Drennon DG. The effect of tray selection on the accuracy of elastomeric impression materials. J Prosthet Dent, 1990, 63(1):12-15

11. Lu H, Nguyen B, Powers JM. Mechanical properties of 3 hydrophilic addition silicone and polyether elastomeric impression materials. J Prosthet Dent, 2004, 92(2):151-154

12. Monzavi A, Alikhasi M, Taghavi F. Occlusal recording components for dental implant-supported prostheses. J Dent (Tehran), 2012, 9(1):76-78

13. Ono S, Yamaguchi S, Kusumoto N, et al. Optical impression method to measure three-dimensional position and orientation of dental implants using an optical tracker. Clin Oral Implants Res, 2012 Jun 19. doi: 10.1111/j. 1600-0501.2012.02519. x. [Epub ahead of print]

14. Williams PT, Jackson DG, Bergman W. An evaluation of the time-dependent dimensional stability of eleven elastomeric impression materials. J Prosthet Dent, 1984, 52(1):120-125

15. Rehmann P, Zenginel M, Wostmann B. Alternative procedure to improve the stability of mandibular complete dentures: a modified neutral zone technique. Int J Prosthodont, 2012, 25(5):506-508

16. Richard van Noort. 口腔材料学. 3rd ed. 冯海兰,徐明明,译. 北京:人民军医出版社,2012

17. Rutkunas V, Sveikata K, Savickas R. Effects of implant angulation, material selection, and impression technique on impression accuracy: a preliminary laboratory study. Int J Prosthodont, 2012, 25(5):512-515

18. Small BW. Indirect mandibular implant-supported overdenture technique. Gen Dent, 2012, 60(4):259-262

19. Solow RA. Preorthodontic implant placement in the planned postorthodontic position: a simplified technique and clinical report. Gen Dent, 2012, 60(4): e193-203

20. Turkyilmaz I, Corrigan CL. A custom-milled titanium complete-arch mandibular framework and a maxillary complete denture fabricated in 3 appointments: a dental technique. Tex Dent J, 2012, 129(7):695-701

21. van der Meer WJ, Andriessen FS, Wismeijer D, et al. Application of intra-oral dental scanners in the digital workflow of implantology. PLoS One, 2012, 7(8):e43312

22. 杜方翀,陈吉华,甘云娜. 几种弹性体印模材料复制精度的比较研究. 西安:第四军医大学,2007

23. 宋育萱,段成刚. 温度对藻酸盐印模材料和聚醚印模材料流动性的影响. 实

用口腔医学杂志,2012,28(6):782-783

24. 隋磊,巢永烈,王娉婷,等."亲水性"硅橡胶口腔印模材料的润湿性研究.国际口腔医学杂志,2009,36(4):405-408

25. 赵信义.口腔材料学.第5版.北京:人民卫生出版社,2012